当代中国媒体观察丛书

U0259771

田秋生　著

公共议题的媒介图景
——医疗卫生报道研究

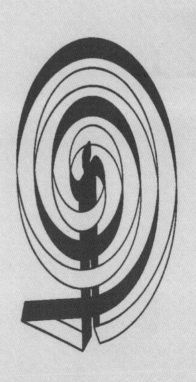

复旦大学 出版社

丛 书 序

　　中国改革开放激荡的 35 年,也是中国传媒业大发展的 35 年。国家政治体制改革,经济结构创新,科学技术发展,文化教育提升,这些既可以看作中国传媒业砥砺前行的大背景,同时也能体现出媒介与社会各个方面之间的紧密勾连。

　　全球化的浪潮将整个世界紧密地联系起来,中国的改革与传媒业的发展也不再是关起门来自己家的事情,而是越来越与全球频调同步。世界性的话题会有中国版本,而中国的特殊国情也有世界因素渗入。通过媒介,个体得以同世界对话。而作为人类认识世界的重要中介,媒介在社会中的作用和地位前所未有地重要。毫不夸张地讲,在现今这个信息社会,如果一个人脱离了由各种媒介搭建起来的信息空间,很少会被人意识到其存在。

　　媒介化社会中媒介的覆盖面如此广阔,作用如此强大,影响如此深远,我们应当如何来认识它? 而认识的下一步则是要问,对于媒介我们有着怎样的诉求? 这两个问题并不是无法对话,更不是相互矛盾,而是在过程中不断明确媒介化社会中"人"的主体地位。只有从"人"的本真出发,去思考,去研究,去给出设想和规划,并付诸实践,才可以不为霸权操控,不受资本蛊惑,不被技术奴役。

　　本系列精选了当前新闻传播学科中最新、最具价值的实证研究成果。包括我国迄今为止规模最大、历时四年、覆盖全国的受众调查报告;针对风险社会六大热点问题定向进行的教育改革、医疗改革、住房改革、食品安全、环境安全、社会分配热点报道的研究;以传播为核心理论视角重构社会组织结构的研究等。这些研究耗费了作者大量的时间与精力,思路深邃开阔,论证严谨扎实,富有想象力和人文关怀。

　　我们希望通过对于这些问题的研究,用社会调查实证分析的方法进一步摸清在中国多种媒介并存发展的现实语境下,"政府—市场—媒介—受众"之间的相互关系如何;以多点切入、专题关注、案例分析的形式梳理出社会核心问题的媒介呈现,以此来反思传媒的社会责任与道德担当;变"结构中的传播"为"经由传播而组织",真正从传播的视角重新审视事物的建构过程以充实新闻传播学的核心理论。

　　诚然我们的愿景美好,但实践起来并非易事。但即便如此,我们仍然愿意在此耗费心力心血。一个人、一本书的作用有限,但我们更愿意用今天的辛苦换取整个社会对"媒介如何发展以促进国家振兴与社会和谐"的关注反思,我们相信路虽遥远,但只要开始思考,就已经在路上了。

　　记得美国著名诗人沃尔特·惠特曼(Walt Whitman)在《自我之歌》中将自我的意识扩大成为民族意识和宇宙意识,并将两者合二为一,于是心灵自由,国家兴旺。中国梦,梦的是整个中华民族的伟大复兴。复兴之路弥坚,更需要我们筚路蓝缕,以启山林。

　　与诸位共勉。

> "我走在永恒旅途上,
> 我的标志是一件雨衣、一双好鞋,
> 和从树林中砍来的一根手杖。
> 我的朋友谁也不在我的椅子上休憩,
> 我没有椅子,没有教堂,没有哲学,
> 我不把任何人领到餐桌边、图书馆或交易所去。
> 我只是领着你们,每一个男人和每一个女人,到一座小山丘上,
> 我左手挽住你,
> 右手指向各个大陆的风景,和那条大道。"

李良荣

2013 年 9 月于复旦

目 录

Contents

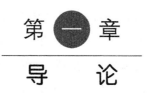

导　论

一、研究背景与研究问题

改革开放 30 年来,我国的医疗改革历经曲折,大致经历了三个阶段:

1978 年至 1996 年,是我国卫生事业解放思想、积极探索的阶段。这一阶段的主要矛盾是医疗服务供不应求,卫生改革发展的重点是大力提高卫生服务能力,扩大服务供给。同时要打破"平均主义"和"大锅饭"的分配方式,调动人员积极性,激发活力,提高效率。

1997 年至 2002 年是我国卫生事业明确方向、加快发展的阶段。针对医疗机构的趋利性,1996 年底我国召开首次全国卫生工作大会,强调坚持把社会效益放在首位,防止片面追求经济利益而忽视社会效益的倾向;强调优先发展和保证基本卫生服务,体现社会公平;强调合理配置资源等。

2003 年后,我国努力解决卫生工作中存在的"重医轻防"、"重城轻乡"等弊端。这一时期,国务院批准实施了公共卫生体系建设的三年规划,基本建成了覆盖城乡、功能比较完善的疾病预防控制和应急医疗救治体系。2009 年 4 月,新医疗改革方案出台,摒弃市场化路线,回归公益本性,提出"把基本医疗卫生制度作为公共产品向全民提供"的改革基本原则①。

---

① 《中国 30 年医改历程:从提高效率到强化公益性》,《京华时报》2008 年 10 月 15 日。

医疗改革直接关系到每一位公民的生命健康,关系到社会的公平与人民的生活质量,从而广受关注。一年一度的"两会"是中国政治生活中的大事,也是集中反映民意的场所。在 2006 年与 2008 年"两会"召开的前夕,中国社会调查所(SSIC)在全国范围内就百姓关注的热点话题展开过大规模调查。在 2006 年的调查结果中,"看病难、看病贵"成为困扰大多数普通老百姓的实际问题,排在第四位,关注度 53%。在 2008 年的调查结果中,医疗卫生问题排在第五位,关注度高达66.7%。急剧上涨的医疗费用和不完善的医疗保障体系,是中国老百姓近年来最关心的问题之一。由于社会保障的历史遗留问题以及区域性经济发展的不平衡,医疗保障制度不能涵盖到社会的方方面面,病人"看病难、看病贵"也不是一朝一夕就能解决的问题①。

2008 年 3 月召开的十一届全国人大一次会议上,温家宝总理所作的政府工作报告直面七大民生热点、难点问题,医疗卫生便是七大热点之一。民生热点问题的解决,关乎公民的切身利益,关乎社会公平与正义,关乎和谐社会的建设,关乎改革的成败。

在医疗改革进程中,媒体担当着传递信息、表达意见、联系社会的重要功能,媒体报道对于社会产生着巨大的影响。然而近年来,媒体却受到了越来越多的批评,尤其是来自医疗行业的批评。据有关研究者的梳理,医疗界人士对媒体报道的批评主要有以下五个方面:

"第一,媒体对医疗行业的负面报道过多,而对医疗机构和医务人员的成绩缺少肯定。第二,媒体在报道医疗纠纷等问题上过于偏向患者一方,为'弱势'的患者代言讨伐'强势'的医院。第三,媒体在涉及医疗专业问题的报道中缺少科学性和准确性,一些夸大和不实报道误导了公众。第四,媒体的一些情绪性和标签式的语言导致报道的煽情化,追求轰动效应和商业利益而抛弃了社会责任,是媒体商业炒作的表现。

---

① 《2006 年"两会"热点话题民意调查》,中国网 2006 年 2 月 23 日;《两会民意调查:民生问题依然是老百姓关心的重点》,中国网 2008 年 2 月 29 日,http://www.china.com.cn。

第五,医疗机构和医务人员缺少在媒体上表达意见的途径,要变被动为主动,做好医院的公关宣传工作,尝试扭转形象与媒体进行合作。"①

2006年5月10日,卫生部新闻发言人毛群安措辞严厉地批评媒体:"丑化医务人员的舆论,直接影响到医疗服务的质量、安全,也影响到医务人员在医疗活动中的行为。"7月10日,他再次在新闻发布会上批评媒体导致医患关系矛盾升级。在谈到时下存在的"医闹"现象时,毛群安说:"我们希望媒体报道的时候应该注意情况,我现在不能说很大的比例,但是有一些媒体持这样的态度,不管谁和医院闹纠纷,都义无反顾地站在医院的对立面。我不就具体的事件进行分析,就是这种做法应该是有失平衡的。如果媒体丑化医疗机构,可能导致医患关系的紧张和广大群众在医疗服务过程中受到损害和损失。"②

综上所述,医疗卫生问题乃民生热点难点问题,医疗卫生报道影响重大却又饱受非议。正是基于这一背景,我们确定医疗卫生报道作为研究课题,全面考察其报道文本、生产过程与社会效应,并提出改进的对策,从而为业界提供借鉴。具体的研究问题则包括以下几个层面:

第一,媒体究竟是如何呈现医疗卫生事件(现象)的?

第二,医疗卫生报道是如何生产出来的? 媒体如何策划与组织医疗卫生报道? 记者在新闻生产的具体过程中是如何操作的? 当中受到哪些社会因素的制约?

第三,医疗卫生报道产生了何种社会效应? 如何影响公共政策的制定与事件的发展进程? 医疗界人士、患者乃至普通受众对于医疗卫生报道有怎样的评价与期望?

第四,媒体应如何改进医疗卫生报道?

---

① 引自谢申照:《新闻框架视角下的医疗改革报道分析(2005—2007)》,复旦大学2008年硕士学位论文。

② 丁华艳:《卫生部再指媒体丑化医院》,《华夏时报》2006年7月11日。

二、研究文献综述

近年来,医疗卫生报道已开始受到学界的重视。相关研究主要从以下几个角度展开:第一,医疗卫生问题的媒体呈现;第二,公共政策与媒体表达;第三,公共议题的媒体建构;第四,建构和谐医患关系中的媒体责任。

有关医疗卫生问题的媒体呈现是研究者关注的热点,有三篇硕士论文和数篇期刊论文围绕这一问题展开研究。

谢申照从新闻框架的视角,对 2005 年 7 月至 2007 年 8 月两年多时间内国内部分媒体的医疗改革报道进行研究。作者从宏观入手,寻找出医改报道中的宏观框架和重点议题,即"看病难、看病贵"问题、医改方向和模式问题、医患关系问题。在中观层面结合相关报道对这些重点报道议题进一步分析,考察媒体的报道框架和选择偏向。并以医改报道中的典型事件哈尔滨"天价医药费"的报道为研究文本,借用新闻话语分析的方法,从微观上分析各新闻文本的主题结构和消息来源的选择。在此基础上,对新闻框架给媒体报道带来的影响进行反思[①]。

罗颖凤运用框架分析理论,以《中国青年报》2005 年 7 月 1 日至 2006 年 12 月 31 日医疗体制改革的新闻报道为研究对象,从新闻主题框架、关联框架、消息来源选择、报道基调、文本修辞等五个方面进行新闻文本分析。通过以上五个方面的研究,旨在为我国新闻媒体如何报道公共政策类议题提供初步的参考,充分发挥新闻媒体的积极作用,进而成为社会和谐与社会发展的强大推动力。研究发现:《中国青年报》在医疗体制改革的报道中确实存在新闻来源偏向,政府官员、新闻媒体与专家学者三者约占全部消息来源的 80%。各种消息来源均以反映目前我国医疗卫生服务体系中的"现存问题"为新闻主题框架。从维护

---

① 谢申照:《新闻框架视角下的医疗改革报道分析(2005—2007)》,复旦大学 2008 年硕士学位论文。

各自利益的立场出发,政府官员主要以"为人民服务"为关联框架,媒体使用"人文关怀"、"整治腐败"的关联框架,针对政府官员常用"为人民服务"、"民主政治"关联框架;患者、医生/医院、厂商主要使用"人文关怀"关联框架,专家学者、医协主要以"整治腐败"为关联框架。对于各种消息来源对医疗改革进行的诠释框架,《中国青年报》大体上采取了保持中立的态度,对政府官员与专家学者们所提出的医疗改革美好蓝图,《中国青年报》表现得比较冷静与理智,持批评基调的频率略高于持赞成基调的频率。各种消息来源使用得最多的是标语,其次是比喻手法,总体来讲,在新闻文本中体现出来的宣传技巧即文本修辞少而简单,新闻报道比较"硬"①。

程莉则主要从业务操作的层面,全面考察了卫生报道的现状,重点探讨了其所存在的问题,并提出了解决问题的对策。研究发现,尽管从总体上来看,在我国当前卫生报道的实践过程中,大多数新闻工作者都能够科学地传播相关的卫生信息;敏锐地发现问题、反映问题;客观、公正地进行报道,但也存在很多违反卫生报道原则、侵害公众利益的现象:例如在公共卫生事件报道中,媒体不能及时有效地传播事实真相,引导危机事件的发展态势;在卫生负面报道中,不能把握正确的舆论导向,对负面新闻进行过度报道,甚至炒作和失实报道;在卫生政策和法规的报道中,只抓现象不究本质,对政策"吃不准"或"吃不透"等等。据此,提出了提高卫生报道质量的对策:把好媒体的政治关,提高新闻工作者的能力与素质,完善卫生报道的传播制度,加强媒体与政府、卫生部门及公众的协同努力和良性互动②。

骆小阳撰文对《中国青年报》2005 年的医疗改革报道进行了分析。文章分析了前期报道、高潮期报道和后期报道的不同特征,探讨了该报

---

① 罗颖凤:《医疗体制改革报道的框架分析——以〈中国青年报〉为例》,兰州大学 2007 年硕士学位论文。
② 程莉:《我国卫生报道的现存问题及对策分析》,华中科技大学 2007 年硕士学位论文。

医改报道取得成功的关键之处。但文章流于一般性的内容分析和经验总结,欠缺学理性与问题意识①。

李蔷、石泽对《秦皇岛晚报》的一组引发该市医疗急救系统重大改革的系列报道进行了研究,主要分析了该组报道在采写业务上的成功之处,属于简短的业务总结文章②。

从公共政策与媒体表达的角度,对医改报道与医改方案制定之间的互动关系展开探讨的文献目前较为少见。郑亚楠以《中国青年报》近年来的医疗改革报道为例,对公共政策与媒体表达展开研究。文章先分析了公共政策制定的规则,随后紧密结合《中国青年报》2005年以来的医改报道,探讨了大众传媒表达公共政策的特点。该文从一个理论问题出发,对《中国青年报》近年来的医改报道作了全面的梳理与分析。该文不仅有助于了解《中国青年报》医疗改革报道的状况,也能给人以研究方法上的启示③。

医疗体制改革是一个典型的公共议题,媒体是如何建构这一公共议题的,又产生了何种社会影响?诸如此类的问题也受到了业界的关注。

徐桂权的硕士论文以2005—2007年间国内报刊的医疗改革报道为分析个案,以知识社会学视野中的新闻生产理论为叙述框架,进行了细致的内容分析与话语研究。研究发现:现实语境中的媒体医改报道能够采用冲突框架揭露公共问题,引发社会舆论的关注;新闻媒体为公众与政策分析专家提供了关于医疗改革的公共表达渠道,在社会博弈中传达出社会公正与利益均衡的诉求,其中注重问题本身的"实用"的话语姿态对于利益关系的分析和共识的重建显得尤为重要;医改议题

---

① 骆小阳:《〈中国青年报〉2005年医疗改革报道分析》,《东南传播》2005年第12期。

② 李蔷、石泽:《没有独家新闻　却有独特视角——一组系列报道引发城市医疗急救系统重大改革的启示》,《采写编》2004年第4期。

③ 郑亚楠:《公共政策与媒体表达——以〈中国青年报〉近年来医疗改革报道为例》,《新闻记者》2008年第1期。

的媒介话语所建构的象征秩序是社会关系的整合,从中反映出社会博弈中的话语权力分配格局,并为进一步的社会性参与创造了可能条件。文章最后以"实然"的"新闻作为社会知识"和"应然"的"新闻作为公共知识"进行了理论总结,并从此个案研究中引发出新闻学术的"公共关怀"与"民主原则"的思考①。

　　张晗借用建构主义理论,对医疗体制改革报道中的媒体建构进行了研究。作者立足 2005 年 8 月 1 日至 2006 年 8 月 31 日的《人民日报》、《中国经济时报》、《中国青年报》、《南方周末》、《新京报》五份报纸的 350 篇医疗改革报道,对医改报道中出现的媒体间议程设置状况进行了分析,并得出以下结论:虽然医疗改革经历了 20 多年的发展后结果不尽如人意,但医疗改革作为公共议题的新闻报道却前所未有地成功。由于政府导向的"适度"与社会结构的需要,媒体发挥了推动医疗改革议题进程的主动性,引导舆论,建构认知,最终促使政府向全社会公开征集医疗改革的新方案②。

　　媒体作为联结医患双方的桥梁,在建构和谐医患关系中发挥着重要作用,承担了不可推卸的责任。蒋炜宁认为,作为医患间的重要桥梁,媒体要扮演好三重角色:理性反映者,积极建设者,组织沟通者。南肇胜认为,新闻媒体应成为医学健康信息传播的重要平台;新闻媒体应为化解医患矛盾尽一份力量;新闻媒体应加强与医疗机构、医护人员的相互沟通;新闻媒体在医患纠纷舆论监督中要把握好一个"度"。刘大颖认为,媒体在报道中应做到如下五个方面:一是还原医生的本来面目,二是担负起引导就医观念之责,三是发挥出健康教育之功效,四是强化医疗广告的责任意识,五是善用舆论监督的推动作用③。

---

①　徐桂权:《知识社会学视野下的新闻生产——以国内报刊医疗改革报道为例(2005—2007)》,中央民族大学 2008 年硕士学位论文。

②　张晗:《医疗改革报道中的媒体建构》,《新闻窗》2007 年第 2 期。

③　蒋炜宁:《构建和谐医患关系中的媒体责任担当》,《中国记者》2009 年第 5 期;南肇胜:《新闻媒体:医患双方的"重要桥梁"》,《新闻爱好者》2010 年 9 月(上半月);刘大颖:《破解医患关系难题中的媒体责任》,《传媒观察》2006 年第 7 期。

梳理有关医疗改革报道方面的研究文献可以发现,有关医疗卫生问题的媒体呈现方式得到了较为深入的研究,并取得了具有学理性的研究成果。从公共政策与媒体互动的角度切入的研究也开始出现,但还停留在零星个案的层面,研究成果也较为单薄。对于媒体在医疗改革报道中所应承担的角色,则多从建构和谐医患关系的角度考虑,没能从媒体作为社会子系统所应担当的功能出发进行全面考察。现有的研究多为对报道文本本身的考察,一方面未能深入到新闻生产的幕后,考察医疗卫生报道的新闻生产机制,探讨在具体的新闻生产过程中制约医疗卫生报道的各种社会因素;另一方面,也未能针对报道所涉及的多方利益群体(医院、医生、卫生管理部门、患者等)、报道的受众展开社会调查,全面揭示医疗卫生报道的社会效应。迄今为止,尚无人将医疗改革报道置于"四权"视野中,对其进行全面系统的研究。因而,本课题在研究的广度与深度、研究视角的创新等方面都有取得突破的可能性,并能为将来的民生热点报道提供理论资源与经验参照。

三、传媒规范理论

本课题试图在呈现国内近年来医疗卫生报道面貌的基础上,探讨其成败得失及改进方向。那么,我们依据什么来判断医疗卫生报道的得失,又如何给出媒体改进的方向呢? 这势必涉及传媒规范标准的问题——作为一个社会的子系统,媒体应该承担何种功能与角色? 在具体的新闻生产中应该达到何种要求? 具体到医疗卫生报道,媒体应该发挥何种作用? 又要如何报道?

确立中国的传媒规范,离不开新时期中国新闻改革的历程。伴随新闻改革的进行,传媒人的新闻理念不断演进,传媒功能被一再重新定位,新闻报道方式不断丰富,中国传媒的规范理论也在动态发展之中。中国的新闻改革在很大程度上是以西方新闻事业作为参照系而展开的,西方新闻传播观念的导入在其间发挥了重要的作用,中国的新闻人在坚持中国基本的新闻体制的前提下,有选择地吸收了西方的新闻理念、运作机制和操作手法，使新闻业的面貌为之一新。基于此，下文将从探讨西方的传媒规范理论开始，联系中国新闻改革的动态实践，寻找中国传媒业的规范理论。

1. 西方国家的传媒规范理论

西方国家的传媒规范理论包括三个层面：新闻专业主义理念、传媒的功能与角色定位、新闻报道的具体要求。

居于顶层的是新闻专业主义，陆晔和潘忠党对西方新闻专业主义理念作了系统的梳理，指出西方新闻工作专业主义的核心是决定专业特征的一些基本原则，包括：（1）传媒具有社会公器的职能，新闻工作必须服务于公众利益，而不仅限于服务政治或经济利益集团；（2）新闻从业者是社会的观察者、事实的报道者，而不是某一利益集团的宣传员；（3）他们是信息流通的"把关人"，采纳的基准是以中产阶级为主体的主流社会的价值观念，而不是政治、经济利益冲突的参与者或鼓动者；（4）他们以实证科学的理性标准评判事实的真伪，服从于事实这一最高权威，而不是臣服于任何政治权力或经济势力；（5）他们受制于建立在上述原则之上的专业规范，接受专业社区的自律，而不接受在此之外的任何权力或权威的控制①。

在上述五条原则中，第一条原则界定了传媒的性质与社会功能——社会公器，同时也明确了新闻工作的最高目标——服务于公共利益。第二和第三条原则确定了新闻从业者的社会身份与社会责任，第四与第五条原则明确了新闻从业者的行为准则。

新闻专业主义理念作为基本原则需要在传媒的实践中得到具体的落实，在这一准则的指导下，新闻传媒应该完成哪些具体的任务？在新闻报道中又应达到何种要求？在新闻自由委员会所提交的报告《一个自由而负责的新闻界》里，这些问题得以清晰阐述。

---

① 引自陆晔、潘忠党：《成名的想象：中国社会转型过程中新闻从业者的专业主义话语建构》，《新闻学研究》第 71 期，2002 年 4 月。

　　根据彼得森的分析,社会责任理论下的传媒功能与自由至上主义理论下的传媒功能基本相同。随着传统理论的发展,传媒被赋予了六项任务:(1)为政治制度服务,提供有关公共事务的信息、观点和讨论;(2)启发民智,使之能够自治;(3)监督政府,保障个人权利;(4)为经济制度服务,利用广告沟通买卖双方的商品和服务;(5)提供娱乐;(6)保持经济自立,不受特殊利益集团的压迫①。

　　新闻自由委员会列举了当代社会对传媒的五项要求,它们合在一起就构成了传媒表现行为的测量标准。这些标准不是新闻自由委员会的首创。新闻自由委员会也已注明,它们大部分来自媒体经营者的工作和实践。

　　按照新闻自由委员会的观点,当代社会对传媒的第一项要求是提供"一种就当日事件在赋予其意义的情境中的真实、全面和智慧的报道"。这就要求传媒必须准确,不能撒谎。新闻自由委员会也谈到,这意味着传媒必须清楚事实就是事实,观点就是观点。

　　按照新闻自由委员会的观点,对于传媒的第二项要求是传媒应当成为"一个交流评论和批评的论坛"。这个要求意味着,大型大众传播机构应当将自己视为公共讨论的共同载体。简单地说,这意味着传媒巨头应当刊载一些异己之见,同时也不放弃鼓吹自己观点的权利。传媒应当努力呈现一切重要观点,而不仅仅是出版商或传媒经营者赞同的观点。

　　对于传媒的第三项要求,新闻自由委员会指出,传媒要投射出"社会组成群体的典型画面"。这项要求与前两项要求紧密相关,它可以使传媒准确地描绘各个社会集团,如华人和黑人。人们在做决定时倾向于凭借自己的好恶印象,而一幅错误的画面可以彻底摧毁一个正确的判断。

---

　　① 〔美〕弗雷德里克·S·西伯特、西奥多·彼得森、威尔伯·施拉姆:《传媒的四种理论》,戴鑫译,中国人民大学出版社 2008 年版,第 62 页。

新闻自由委员会提到的第四项要求是,传媒有责任"呈现和阐明社会的目标和价值"。

新闻自由委员会提到的最后一项要求是,传媒要提供"充分接触当前信息的渠道"。随着新闻工作者变得具有责任感,他们主张公众应该拥有信息的近用权和基本的知情权,而传媒就是公众的代理机构,负责破除一切阻碍新闻自由流通的渠道①。

综上所述,西方的传媒规范理论已形成完整的体系,由基本原则、功能定位、操作要求三个层面组成,其主要内容就是:传媒是独立于政府的社会公器,新闻工作应服务于公共利益。媒体服务于民主政治和市场经济的需要,应及时、准确、全面、客观地传递信息,刊载公民对于社会公共事务的不同意见,监督权力的运行,满足公民的知情权、表达权与监督权。

2. 新闻改革与动态演进中的中国传媒规范理论

中国的新闻改革是在改革开放的社会背景下展开的,其本身也是中国社会改革的组成部分。长期研究中国新闻改革的李良荣先生将1978年以来的新闻改革归结为三次跨越:高扬新闻规律旗帜——引进信息概念——重新认定新闻事业性质。

从1979年到1982年,高扬新闻规律的旗帜,否定"阶级斗争工具"论,重新恢复报纸作为"新闻纸"的本来面目,是这四年的主课题。

这一阶段所取得的主要成就是,对传媒的性质和功能有了新的认识——重新肯定新闻事业是以刊登时事为主的、面向社会大众的传播机构;重新确立了新闻真实性的权威,重新确认新闻价值是选择新闻必不可少的标准。

1983年,信息概念的引进,使新闻媒介的功能进一步拓展,进而引发新闻媒介的巨大变化。经过学界和业界的讨论,达成一些基本共识:

---

① ［美］弗雷德里克·S·西伯特、西奥多·彼得森、威尔伯·施拉姆:《传媒的四种理论》,戴鑫译,中国人民大学出版社2008年版,第75—80页。

新闻媒介不但要从事宣传,还必须提供信息、介绍知识、提供娱乐。

信息概念的引入,引发新闻界的巨变。媒介结构、媒介内容、新闻报道方式均发生了相应变化。一批提供纯信息的媒介纷纷创办,纯信息的新闻逐步在各新闻媒介占据重要地位,预测性报道、立体式报道、纯客观报道等报道形式大量出现。

1992 年,当党的十四大确认我国要建立社会主义市场经济体制以后,新闻界重新审视新闻事业的归属问题,并逐步形成一个共识:新闻事业就它生产带有强烈意识形态的精神产品来说,属于上层建筑领域;但同时,就它为全社会提供经济活动和人们生活必不可少的信息、知识和娱乐来说,属于第三产业即信息产业①。

从"阶级斗争的工具",到新闻媒体,再到传递信息的载体,中国的媒体实现了从单一的组织传播工具到组织传播工具和大众传播工具的双重身份的过渡。与其双重身份相应的是对新闻事业兼具上层建筑与信息产业双重属性的认定,并带来了"事业性质、企业管理"这种具有中国特色的传媒运作管理模式。

30 多年来,中国新闻改革所取得的成绩是有目共睹的,但迄今为止这种改革都是在党管媒体的体制内进行的,"事业性质"确保了媒体承担党和政府喉舌的功能,发挥宣传和舆论导向功能,"企业管理"确保了市场化运作的媒体追求自身经济效益的合法性,但公众利益却缺乏相应的制度保障,中华人民共和国宪法所赋予公民的言论、出版自由也难以得到真正的落实。

2007 年,党的十七大把"扩大人民民主,保证人民当家作主"作为坚定不移发展社会主义民主政治的首要任务。胡锦涛在十七大报告中明确指出:"人民当家作主是社会主义民主政治的本质和核心。要建立民主制度,丰富民主形式,拓宽民主渠道,依法实行民主选举、民主决策、民主管理、民主监督,保障人民的知情权、参与权、表达权、监督权。"

---

① 参见李良荣:《新闻学概论》,复旦大学出版社 2007 年版,第 325—329 页。

"四权"写入党的工作报告,是我国公民民主权利的一次重要充实,它标志着我国民主法制建设的实质进步,意义重大,寓意深远。

保障"四权",新闻媒体责无旁贷。在当代媒介化社会,媒体是公民获取信息、表达意见、参与社会公共事务、监督权力的主渠道。"四权"的提出,为中国新一轮新闻改革指明了方向。对于"四权"的提出,学界给予了高度评价并对其可能引发的新一轮新闻改革寄予厚望。李良荣教授认为:"'四权'的提出真正揭开了中国新闻体制改革的序幕,新一轮新闻改革就是要从维护公民的'四权'入手,从体制上建立起一系列保障,确保在遵纪守法的前提下,公民能够通过公开的渠道获得他们需要的信息,能够通过公开的渠道,公正地表达他们的意见,尤其是不同意见或反对意见——这就是中国新一轮新闻改革的目标。"①

经过30多年的新闻改革,西方新闻传播理念渐次导入,并被部分吸收,"四权"写入执政党的工作报告标志着新闻理念的更新,也为中国新闻媒体确立了新的规范。因此,在针对医疗报道的研究中,我们在衡量、评价中国媒体以及新闻从业人员的表现时,将参照西方传媒规范理论中具有普适性意义的成分,以"四权"作为基本规范。具体而言,则包括以下内容:媒体既是党和政府的喉舌,也是人民的喉舌,既是组织传播工具,也是大众传播工具。作为社会主义民主机制之一的中国媒体,应坚持服务于公共利益,及时、准确、客观、全面地传递有关公共事务和外部环境变动的信息,公正表达不同利益群体关于社会公共事务的多元意见,对权力运行进行监督,从而保障公民的知情权、参与权、表达权与监督权。

四、研究实施及全书主要内容

本研究采用传媒规范理论对近年来中国传媒的医疗卫生报道展开

---

① 引自李良荣、张春华:《论知情权与表达权——兼论中国新一轮新闻改革》,《现代传播》2008年第4期。

考察,综合采用深度访谈、个案分析、文献分析与文本内容分析等研究方法。具体研究过程如下:

第一,文献收集与梳理。2009 年 4 月到 6 月间,全面收集本领域已有的研究文献,并进行梳理与分析,找到本研究创新的逻辑起点。

第二,深度访谈。根据课题研究设计,2009 年 8 月间,前往北京进行调研,先后对《中国青年报》经济部主任董时、《中国青年报》医疗条线记者董伟、央视《新闻调查》制片人张洁等,就其所在媒体的医疗卫生报道的理念、操作等问题展开探讨。为了解医疗卫生报道的传播效果,2011 年 2 月间,笔者组织 5 位课题组成员,进行了系列深度访谈,访谈主要面向两类人群,一类是医务工作者,另一类是普通受众。通过努力,最终确定了 18 位访谈对象,医务工作者和普通受众各 9 人。

第三,文本内容分析。2009 年 4 月起,不断收集本领域的典型报道文本,并就其生产过程、报道框架与文本形式、报道效果等,展开深入分析。

第四,个案研究。在本课题的研究过程中,一些在全国产生广泛影响的报道个案,如"非典"报道、"天价住院费"、"南平医闹"、"八毛门"、"缝肛门"等成为重要的研究对象。其间,笔者采用个案研究法,对这些重要的报道个案展开了全方位的考察。

全书基本框架及内容如下:

第一章导论,主要介绍研究的缘起、基本思路与基本框架。

第二章医疗卫生事件的媒体呈现,以文本内容分析为主,探讨媒体是如何呈现医疗卫生事件的。

第三章医疗卫生报道的生产,以典型个案入手,呈现媒体医疗卫生报道的生产过程。

第四章医疗卫生报道的效果,依托访谈所获得的资料,探讨我国医疗卫生报道的传播效果。

第五章医疗卫生报道的偏向及改进,依据传媒规范理论,对我国医疗卫生报道展开全面考察,指出其所存在的几种主要偏差,并探讨相应的改进措施。

第 二 章

医疗卫生事件的媒体呈现

第一节　突发公共卫生事件报道

一、突发公共卫生事件中的传媒责任与报道规范

突发公共卫生事件属于突发公共事件中的一种类型，探讨突发公共卫生事件报道应从突发公共事件及其报道规范讲起。

对于突发公共事件的定义，《国家突发公共事件总体应急预案》作出了如下权威界定："本预案所称突发公共事件是指突然发生，造成或者可能造成重大人员伤亡、财产损失、生态环境破坏和严重社会危害，危及公共安全的紧急事件。"

根据美国学者 C·R·赖特的观点，作为社会的子系统，大众传播系统承担着四种主要社会功能：监视环境、解释与规定、社会化功能、提供娱乐。

面对突发事件，媒体所承担的主要是前两种功能，即监视环境、解释与规定。

所谓监视环境，是指"大众传播在特定社会的内部和外部收集和传达信息的活动。这里包括两个方面，一是警戒外来威胁，二是满足社会的常规性活动（政治、经济、生活）的信息需要。在这里，大众传播的新闻报道起着尤其重要的作用"①。所谓解释与规定，是指"大众传播并

---

① 　郭庆光：《传播学教程》，中国人民大学出版社 2009 年版，第 114 页。

不是单纯的'告知'活动,它所传达的信息中通常伴随着对事件的解释,并提示人们应该采取什么样的行为反应。新闻信息的选择、解释和评价将人们的视线集中于某些特定的事件,社论或评论也都是有明确意图的说服或动员活动。'解释与规定'的目的是为了向特定方向引导和协调社会成员的行为,其含义与拉斯韦尔的'社会协调'是一致的"①。

可见,从大众传播在社会系统中所担当的角色而言,做好突发事件报道,媒体责无旁贷。从媒体自身生存和发展的角度而言,重大突发事件报道也有很高的战略价值:

其一,事关人类生存所带来的受众信息饥渴。重大突发性事件通常是对人类生存和发展最具威胁的事件,当其骤然降临的时候,被推入非常状态下的社会公众急需获得有关事件的准确信息,了解"是什么"、"为什么"和"怎么办",以指导自己的行为,应对危机。在当代社会,大众传媒是人们获取信息的最主要的途径,因而,每当重大突发性事件发生的时候,人们接触媒介的时间将大幅度增加,具体表现为报纸发行量上升,电视收视率和广播电台的收听率提高。

其二,社会急剧变化所带来的源源不断的丰富的信息源。突发性事件起初往往表现为一个偶然、孤立的事件,但社会是一个紧密联系在一起的整体,当其中的一个环节发生裂变的时候,必将引发其他各个环节的相应变化,整个系统必须经历一个重新调适的过程。最初的剧变与随后的联动使新事物、新现象层出不穷,从而为媒介提供源源不断的丰富的信息源,为媒介信息生产提供大量优质的原材料。

其三,非常状态点燃新闻从业人员的激情。在社会急剧变化和受众对信息的旺盛需求面前,新闻从业人员被唤醒,从而迸发出极大的工作热情,进入最佳工作状态,表现出前所未有的主动性和创造性。重大突发性事件到来的时候,正是新闻从业人员承担社会责任的关键时候,

---

① 郭庆光:《传播学教程》,中国人民大学出版社 2009 年版,第 114 页。

也是这一群体实现自我价值的良机①。

综上所述，做好突发事件报道不仅是传媒的职责所在，也是传媒发展的机遇所在。接下来要探讨的问题是，媒体应如何做好突发事件报道？换句话说，面对突发事件，媒体应该报道什么？怎么报道？对于这一问题，中外媒体已有了长期的经验积累，学界也进行了广泛的研究，笔者较为认同杨保军教授的观点。

杨教授认为，在突发公共事件中，媒体应担当起四种角色：准确信息的报道者、正确舆论的引导者、不当（错误）言行的监督者、公众利益的维护者。

以新闻特有的方式，准确反映突发公共事件的真实面貌，包括来龙去脉、变化状况、各种应对、可能趋势，是新闻媒体的首要职责，也是最基本的职业道德责任。在报道新闻的同时，媒体还有更为重要的责任，即坚持正确的舆论引导，在准确报道信息的基础上，对事件进行正确的解读和评价，并促成社会各方的有效沟通。在这一进程中，媒体要充分发挥公众"看门狗"的角色，对事件涉及的社会各方的言行进行监督，对丑恶行径予以曝光，以此维护公共利益②。

在具体的报道立场上，媒体应以受众为本位进行报道，基于此，报道者应了解公众在突发公共事件中对媒体行为的期待，根据英国危机公关专家里杰斯所提出的危机沟通"三T"原则，即以我为本提供情况（tell your own tale）、提供全部情况（tell it all）、尽快提供情况（tell it fast）。学者李晚莲分析了突发公共事件中受众对媒体行为的期待，认为这种期待包括以下几点：

"第一，尽快提供情况。在公共性突发事件中，公众获得信息的最主要的来源就是媒体，而且从另一个角度来看媒体也是粉碎小道消息的权威渠道。因此，当突发事件发生时公众期望能有媒体（尤其是一些

①　田秋生：《〈面对面〉的成功和可持续发展》，《电视研究》2003 年第 10 期。
②　杨保军：《简论"突发公共事件"中的媒体角色》，《理论视野》2009 年第 7 期。

主要的权威媒体)站出来,尽快提供相关情况,以尽早确认或推翻小道消息。

第二,提供全部真实情况。威尔伯·施拉姆提出了危机传播过程的'使用与满足'理论,即受众参与传播犹如在自助餐厅中就餐,每个人根据个人的口味及当天的食欲来挑选某些品牌、某些数量的食物,当危机发生的时候,人们的胃口和信息需求量增大,因此媒体应想方设法提供全面的信息。

第三,以我为本提供情况。媒体是'大众传媒',应该代表的是'大众'的利益。因此媒体在提供有关突发事件的信息时,应该以'大众'为本,而不应该是某些部门、某些组织的私利维护者,这是公众期待媒体能够秉承的价值观,也是观众期待媒体能够履行的行为规范。"①

在明了突发公共事件的性质及其报道规范后,我们再来谈突发公共卫生事件。

在 SARS 出现后,我国的管理层对突发事件的重视程度大为提高,并公布了以突发事件发生的领域和其性质为标准划分的四类突发事件。根据突发公共事件的发生过程、性质和机理,突发公共事件主要分为四类:自然灾害、事故灾难、公共卫生事件、社会安全事件②。按照 2003 年 5 月 9 日国务院颁布的《突发公共卫生事件应急条例》第二条的规定,突发公共卫生事件,是指突然发生,造成或者可能造成社会公众健康严重损害的重大传染病疫情、群体性不明原因疾病、重大食物和职业中毒以及其他严重影响公众健康的事件。

作为突发公共事件中的一种主要分支,突发公共卫生事件的报道无疑应遵循突发公共事件的报道规范。根据前文所述,其基本前提就是及时、准确、全面、公开地提供信息,满足公众的知情权。与此同时,还应充当解释者和监督者的角色,一方面对事件涉及的问题给予必要

---

① 李晚莲:《公共性突发事件中的媒体角色分析》,《辽宁行政学院学报》2008 年第 4 期。
② 朱力:《突发事件的概念、要素与类型》,《南京社会科学》2007 年第 11 期。

的解释,帮助受众理解事件的前因后果,以找到正确的应对策略;另一方面对社会各方进行监督,以维护公众利益。

二、典型个案分析:传媒对非典事件的报道

1. 非典事件始末

该病最早是于 2002 年 11 月 16 日在广东顺德爆发的。在最早爆发时,广州市和广东省政府一直没有发布相关讯息,亦没有向香港方面通报情况。由于疫情尚未充分展现,中国政府在 2003 年 2 月之前并没有每日向世界卫生组织通报广东地区的疫情,并且延误申报疾病的蔓延情况。2 月 10 日中国政府将该病情况通知了世界卫生组织,在最初提供的数据中,只列出广东省的发病状况。一支访问北京的世界卫生组织调查队也未能进入广东进行调查。这时正值中国春节前后,由于春运的大量人口流动导致了疫情的扩散。

自 2 月份起,非典逐渐扩散到中国内地、中国香港、中国台湾、越南、新加坡、加拿大等地。

4 月 2 日,中国政府承诺会与世界卫生组织全面合作。中国向WHO 申报了所有案例。中国广东省 3 月份有 361 起新病例,9 人死亡。同时,中国的北京、山西、湖南也有人感染。但中国卫生部表示,广东的病情已经基本得到控制。4 月 3 日,卫生部在北京召开新闻发布会,卫生部部长张文康表示,疫情已经得到有效控制,在中国、在北京工作、旅游是安全的,他说北京当时 SARS 病例只有 12 例,死亡 3 例,还笑着说,戴不戴口罩都是安全的。很多人认为张文康的言论对国内外的民众和政府形成了误导。

北京解放军 301 医院的退休医生蒋彦永根据自己了解到的情况,发现张文康没有透露实情,最终蒋彦永向美国《时代》杂志揭露了中国的 SARS 疫情,疫情发展的真实状况得以向世人公布。

4 月 15 日,世界卫生组织将新加坡、多伦多、河内以及中国香港、中国台湾、中国内地的广东和山西列为疫区。4 月 16 日,世界卫生组织正式宣布 SARS 的致病原为一种新的冠状病毒,并命名为 SARS 病毒。

4 月 19 日,国务院总理温家宝警告地方官员,瞒报少报疫情的官员将面临严厉处分。一天之后中国政府再度召开记者会,宣布北京的疫情从原先报告的 37 例增加到 339 例。记者会后几个小时,宣布撤销北京市市长孟学农和卫生部部长张文康的党内职务,并提名王岐山担任北京市代理市长,高强任卫生部党组书记,国务院副总理吴仪兼任卫生部部长。

此后,转入信息透明和公开防治阶段。经过数月的艰苦努力,疫情终于得到控制。5 月 31 日,世界卫生组织将新加坡从疫区中除名。6 月 23 日,世界卫生组织将中国香港从疫区中除名。6 月 24 日,世界卫生组织将中国大陆从疫区中除名。7 月 2 日,世界卫生组织将加拿大从疫区中除名。7 月 5 日,世界卫生组织将中国台湾从疫区中除名①。

SARS 病毒的肆虐引发了一场严重的社会危机,严重地扰乱了正常的社会秩序,人们的工作和生活受到了巨大的负面影响。非典期间,由于一段时间内的信息不公开透明,导致了流言的大范围传播,引发了严重的社会恐慌,全国各地先后出现了药品和食品抢购、群体性恐慌、民工和大学生逃离大城市等现象。非典夺去了包括医务人员在内的数百条生命,耗费了巨大的社会财富,并对中国媒体和政府的公信力形成了严峻挑战。

2. 非典期间媒体的整体表现

非典是一起典型的突发公共卫生事件,也是中国步入新世纪以来所遭受的一场严重的社会危机,这场危机对中国政府的危机处理能力提出了挑战,也对改革中的媒体提出了严峻挑战。那么,对于这场危机,媒体是如何呈现的呢? 先来看媒体的整体表现。

针对国内媒体的非典报道,学者夏倩芳等人进行了跟踪分析,并将其概括为三个阶段:2003 年 4 月 5 日前,媒体表现为沉默、失语;4 月 5

---

① 有关非典事件的始末,参见百度百科词条:"SARS 事件"。

日以后,媒体适度报道;4月20日以后,信息公开,媒体的表现更多地体现了自主性①。

如上文所言,非典最早出现于2002年11月,是在广东顺德爆发的,其后在广东省部分地区扩散,至2003年2月11日,广东已有305例非典病例。对于这起病因不明、危及公众生命的突发事件,广东媒体报道异常谨慎。

不少研究文章认为,主流媒体有关非典的公开报道起自《羊城晚报》2003年2月10日头版的报道《广东发生非典型肺炎病例》。实际上,该报在2003年1月3日即在广东新闻版刊出报道《事因传闻出现未明病毒,河源市民争购抗生素》,这是国内媒体有关非典疫情的最早报道。2003年1月5日,羊城晚报报业集团旗下的子报《新快报》在要闻版刊出有关非典的第二条报道,题为《河源人赴广州抢购抗生素?》,报道了河源市接治了2名患者被初步诊断为某种病毒感染。2月10日,早上出版的《新快报》刊出题为《广东发现非典型肺炎病例　专家提醒做好预防》的报道,同一天上午,南方网刊出消息,题为《广东部分地区发现非典型肺炎病例》,当天下午出版的《羊城晚报》也在头版刊出报道,题为《广东发生非典型肺炎病例》,明确地告诉市民,广东发现非典型肺炎病例,提醒市民做好预防。

2月11日,广州市政府就非典召开新闻发布会,媒体被允许公开报道,由此出现了广东媒体对非典事件报道的第一轮高潮。这一轮报道高潮一直持续到2月19日,广州市卫生局局长黄炯烈宣布,非典型肺炎疾病已得到有效遏制,广州各大媒体从2月20日起似乎也逐渐对非典失去了兴趣。在接下来的近一个月时间里,人们很难再听到媒体关于非典的新说法,"两会"报道开始占据媒体的头版②。

①　夏倩芳、叶晓华:《从失语到喧哗:2003年2月—5月国内媒体"SARS危机"报道跟踪》,《新闻与传播研究》2003年第2期。
②　张帆:《听,媒体在说》,《经济观察报》2003年12月26日。

广东以外的媒体在此阶段的表现又如何？据夏倩芳等人的统计，广东以外的媒体自 2003 年 2 月 11 日才开始出现有关非典的报道，数量也很少。《中国青年报》第一篇报道出现在 2003 年 2 月 11 日，2 月份共 7 篇，包括 1 篇言论，整个 3 月份没有报道。《人民日报》在 4 月 3 日第 2 版（要闻版）才有首条有关"非典"的消息。央视 4 月 1 日前没有报道。国内媒体在 3 月份重点报道"两会"，按照惯例，舆论环境高度整齐划一，负面消息尽量不报。3 月下旬起开始特别关注伊拉克战争①。

整体来看，在 2003 年 2 月 10 日前，只有《羊城晚报》及其子报《新快报》对非典做了三条报道，其他媒体处于失语状态。2 月 11 日广州市政府新闻发布会召开后，广东媒体有关此事的报道尽管出现了第一轮高潮，但多数报道的主旨却并非为公众提供有关疫情的准确信息，而是帮助政府安抚人心，维持社会稳定。有关"非典型肺炎"已得到有效控制的标题在报章上一再出现，而实际上此时正是疫情的扩散期，还远未得到有效控制，可见，信息失真的问题在此阶段即已显现。

2003 年 2 月底至 4 月初，国内媒体在非典事件面前呈现集体失语状态。

直到 2003 年 4 月 2 日，国务院召开常务会议研究非典防治，提出要把防治非典作为重中之重，并提出要向世界卫生组织通报疫情。当天，时任卫生部部长张文康接受中央电视台专访，首次披露全国的非典疫情。4 月 3 日，张文康举行第一次中外记者新闻发布会。新闻发布会通过电视直播在第一时间传递给观众，由此打破了国内大众传媒"集体失语"的状态，政府开始允许媒体对非典进行适度报道。

2003 年 4 月 17 日，中共中央政治局常务委员会召开会议，要求各级党政机关"准确掌握疫情，如实报告并定期对社会公布，不得缓报、瞒报"。4 月 20 日，北京市市长孟学农和卫生部部长张文康被免职，卫生

---

① 夏倩芳、叶晓华：《从失语到喧哗：2003 年 2 月—5 月国内媒体"SARS 危机"报道跟踪》，《新闻与传播研究》2003 年第 2 期。

部副部长高强在第三次新闻发布会上承诺,将疫情公布由原来的"五日一报"改为"一日一报","非典"报道走向规范①。

2003 年 4、5 月间,媒体非典报道的整体状况如何呢?

在报道量和版面安排方面,自 4 月 6 日起,媒体的发稿量增加,主流报纸头版天天均有相关报道,一些报纸开始出现整版报道。自 4 月 20 日后,"非典"报道在数量上骤然增多,呈现铺天盖地之势。

从报道内容来看,4 月 6 日以后,政府措施、疫情报道、预防知识增加。4 月 20 日后,疫情报道、措施报道、医疗救治、医护人员、预防知识、外交等报道突增,形成不可阻挡的传播强势。

在报道基调上,4 月 6 日至 4 月 20 日,"有效控制"继续成为使用频率最高的描述疫情的词汇。但是疫情描述的词语逐渐升级,"灾难"、"非典肆虐"、"没有硝烟的战场"等表现出形势的严峻。4 月 20 日后,描述词语更成为"一场突如其来的重大灾难"、"危难"、"国难当头",这是建国以来从未用来描述国内形势的词,显示形势的极端紧迫和政府的决心②。

在此阶段,媒体的非典报道在数量上急剧上升,甚至呈现失控状态。较之第一阶段,媒体的表现有了长足的进步,疫情扩散方面的准确数字得到了及时公开,部分媒体的部分报道立足受众本位,为公众客观传递有关疫情的真实信息。但整体上,我国长期以来形成的坏事变好事式的灾难报道宣传模式还是占了上风,政府、医务工作者成为最主要的报道对象,政府措施的有力、医护人员的忘我牺牲精神成为重要的宣传主题。

3. 典型报道文本分析

(1) 2003 年 4 月 5 日前的报道。

● 涉及非典的几篇早期报道

2003 年 1 月 3 日,《羊城晚报》刊发涉及非典事件的国内首条报道:

---

① 参见张自力:《"非典"危机与健康传播》,中华传媒网。

② 夏倩芳、叶晓华《从失语到喧哗:2003 年 2 月—5 月国内媒体"SARS 危机"报道跟踪》,《新闻与传播研究》2003 年第 2 期。

事因传闻出现未明病毒，河源市民争购抗生素

事因传闻出现未明病毒，但有关部门证实并无任何病毒流行

本报河源今天消息　昨天下午，河源各大药店都挤满顾客，绝大多数人都是购买某一种牌子的抗生素类药。据说出现这种现象的原因是传闻河源出现不明病毒，许多人担心被传染而服用这种药品。昨天下午此类药已脱销。记者于今天上午经采访证实，河源并未发生什么流行病毒。

今天上午7时左右，记者找到一家开门较早的"春堂药店"，店里的女老板说，这几天确实有很多人来买一种叫"罗红霉素胶囊"的抗生药，但具体要对付什么病毒，她自己也不清楚。在河源市人民医院门口，一名摩托仔也证实了此事，说是吃这种药有一段时间了。在该院急诊室，记者以普通市民的身份寻求帮助，问是不是要吃什么抗菌药来预防一种流行病毒，医生给记者开的也是罗红霉素胶囊。急诊科一位不愿透露姓名的女医生说，一个星期前，医院接治过两个病人，其症状是咳嗽、发烧，肺部有阴影，怀疑感染不明细菌，这消息传开后，好几天以来，都有不少老乡和熟人致电询问，也有一些紧张的市民纷纷前往医院里开药。

随后记者又来到河源市疾病防疫控制中心，据介绍，上月15日接治的两名患者都是紫金县人，症状是畏寒发热、咳嗽，两人随后分别转到深圳福田医院和广州陆军总医院。广州陆军总医院、中山医科大学附属医院等大医院的专家于昨天到河源，几位患者被初步诊断为非典型性肺炎。

防疫站一位负责人说，河源没发生什么流行病毒，希望市民不要恐慌，不要乱服药，实际上，那种病菌在空气中都有的，天气变化、人抵抗力下降的时候就可能会感染上这种病，服用抗生素没多大的作用。（本报记者　黄礼琪）

作为有关非典的首篇报道，其提供的主体事实就是河源市出现市

民抢购抗生素现象,原因在于 2002 年 12 月 15 日河源市人民医院接治了两名特殊的发热患者,患者已被初步诊断为非典型性肺炎。

2003 年 1 月 5 日,《新快报》刊发一条后续报道:

河源人赴广州抢购抗生素?

- 药店:罗红霉素销量与平常差不多
- 专家:非典型性肺炎根本不是大病

新快报讯(记者　肖萍)针对"风传出现不明病毒,河源市民争购抗生素"一事,记者昨天采访了中山大学附属医院的有关专家。有关专家肯定地表示,如果患者患上的是非典型性肺炎,那根本不是大病,这种病也没有传染性,市民完全无须恐慌。

据昨天的《羊城晚报》报道,几天来河源市民争相拥到各大药店抢购一种叫"罗红霉素胶囊"的抗生素,因为风传河源出现不明病毒,许多人担心被传染而服用这种抗生素。

报道还说,据介绍,河源市疾病防疫控制中心上月 15 日接治的两名患者都是紫金县人,症状是畏寒发热、咳嗽,两人随后分别转到深圳福田医院和广州陆军总医院。广州陆军总医院、中山医科大学附属医院等大医院的专家 2 日到河源,几位患者被初步诊断为非典型性肺炎。

在这次风波中,本报记者甚至听到有传言称,已有河源人到广州、惠州等地抢购上述抗生素。

针对这一情况,记者昨天专门采访了中山大学附属第三医院院长吴一龙教授。吴一龙教授表示,非典型性肺炎根本不是什么大病,只要对症治疗,患者连住院都不用就可以痊愈。

据介绍,非典型性肺炎多是由肺炎支原体引起,肺炎支原体是一种介于细菌和病毒之间的较小的微生物,症状多为乏力、头痛、发热,X 光片会显示肺部有些阴影。此病多发于秋冬季,患者多是青壮年及儿童。不过,支原体侵入人体,也并不是所有的人都患肺炎,只有在天气剧变或人体抵抗力下降时才会患病。据介绍,罗红霉素是治疗非典型性肺炎的常用药。

　　记者昨天在广州市健民、博济、二天堂等药店发现,广州市民对"河源恐慌"浑然不觉。几家药店的售货员均表示,这几天罗红霉素的销量与平常没什么不同。记者在不同厂家生产的罗红霉素的药品说明书上也发现,肺炎支原体或肺炎衣原体所致的肺炎均是其适应症。

作为前一篇报道的后续报道,该报道主要针对"河源人到广州、惠州等地抢购抗生素"的传言。一方面通过记者的现场调查,用事实否认了传言;另一方面采访医学专家,指出非典型性肺炎根本不是什么大病,只要对症治疗,患者即可痊愈。该报道的意图很明显——广州市民不用恐慌,非典没什么大不了。报道维护社会稳定的用心可谓良苦,但在初始阶段即为病因及其危害性给出乐观结论,确实为时过早。

2003 年 2 月 10 日,《新快报》刊出第三条有关非典的报道:

广东发现非典型肺炎病例　专家提醒做好预防

　　新快报讯(记者　林靖峻　通讯员　栗莉)记者昨天从广州各大医院了解到,近期广州患感冒和肺炎的病人增多,专家提醒广大市民,春季容易滋生细菌,市民要避免到人群密集的地方活动,预防方法包括在家里煲醋杀毒和服食预防性抗病毒药物。

　　市一医院呼吸内科副主任曾军告诉记者,广州春天温差和湿度都比较大,这种天气易使人体免疫力下降,特别是人体的呼吸道更容易受到感染,其中最常见的是感冒和肺炎。由于呼吸道疾病都可以通过空气传播,咳嗽、随地吐痰都能传染病菌,因此人群密集的地方往往是致病的"高危地带"。

　　曾主任说,呼吸道疾病的病情潜伏期一般在 4 天左右,期间人体会出现发热、头晕、口干、流汗、关节疼痛、高烧不退等症状,严重的会出现呼吸困难。所以,一旦发现家里人出现以上的症状,应立即帮他戴上口罩(以免感染其他家人),同时把患者送到医院治疗。

　　曾主任向广大市民介绍了多种预防方法:

1. 定时在家里煲食用醋,因为酸性物质有杀毒杀菌的功能,可以一定程度地杀灭空气中的细菌;

2. 适当服用一些抗病毒口服液和流行性感冒类药物,如板蓝根等;

3. 尽量不要到医院探视高烧不退或肺炎病人,如果一定要探视必须戴上医用口罩;

4. 不要到人多的地方或长时间呆在密闭的空间内,办公室要保持空气流通。

报道配了三幅照片,一为"在广州火车站执勤的武警战士戴上口罩避免感染疾病",二为"药店里买药的人们",三为"广东目前处于呼吸道感染疾病多发季节,广州地区先后发生非典型性肺炎病例。市民纷纷到药店购买板蓝根等药品预防感染疾病"。

此番报道的文字部分并未给出多少真正有价值的信息,最核心的一句话出自图片标注文字——广州地区先后发生非典型性肺炎病例。市民纷纷到药店购买板蓝根等药品预防感染疾病。报道所配发的三幅图片则直观地呈现了事情的严重性。

同一天下午,《羊城晚报》在头版刊发了下面这篇著名的报道:

广东发现非典型肺炎病例

该病有一定传染性,专家提醒市民做好预防措施

本报讯 近来,广东部分地区先后发生部分非典型肺炎病例,该病主要表现为急性起病,以发热为首发症状,偶有畏寒。同时伴有头痛、关节酸痛和全身酸痛、乏力,有明显的呼吸道症状:干咳、少痰,个别病人偶有血丝痰,部分病人出现呼吸加速、气促等上呼吸道病毒感染症状,多数病人症状较轻。根据卫生部门组织专家调查,该病有一定的传染性,可通过短距离飞沫、接触呼吸道分泌物等途径传播。

目前广东正处于呼吸道感染疾病多发季节,专家提醒市民做好预防保护措施,避免感染疾病:一是保持生活、工作环境的空气流通;二是可用食用酸醋熏蒸消毒空气;三是勤洗手;四是凡与病人接触者需戴口罩,注意手的清洁和消毒;五是根据天气变化,注意防寒保暖,多参加锻炼,增强自身抵抗疾病能力,防止疾病的发生。

如出现上述类似症状时,应及时到医院就诊。

较之上篇报道,该报道提供了一些新的重要信息:广东部分地区(不仅仅是广州地区)近来发现非典型肺炎病例,该病具有传染性,否定了《新快报》5 日所言该病没有传染性的信息。报道还清楚地交代了该病的主要症状、传播方式和预防保护措施。

此时距离 2002 年 11 月 16 日非典病例在顺德的首次出现已过去了近两个月,在此阶段,不仅报道数量屈指可数,一些关键的信息也未见公开——所谓"广东部分地区先后发现非典型肺炎病例",到底是哪些地区,在什么具体时间,出现了多少病例,相关部门采取了何种救治和预防措施,这些信息都没有明确报道。

● 2003 年 2 月 11 日至 20 日广州媒体的报道高潮

2003 年 2 月 11 日广州市政府就非典召开专门新闻发布会,自当天起至 2 月 20 日,广东媒体针对非典的报道出现了第一轮高潮。以广州三大报业集团旗下六家报纸为例,10 天内针对非典共发稿 601 篇,每天平均发稿总量超过 60 篇,每家报纸每天平均发稿超过 10 条。其中,2 月 12 日至 15 日四天的发稿量骤然上升,16 日后,报道量明显下降,至 20 日,各报只有零星的发稿。具体发稿数据可参见下表:

广州三大报业集团"非典型肺炎"事件报道数据一览表①

报业集团 日期	南方日报报业集团		羊城晚报报业集团		广州日报报业集团		合计
	《南方日报》	《南方都市报》	《羊城晚报》	《新快报》	《广州日报》	《信息时报》	
11	2	6	3	5	1	1	18
12	11	23	27	23	19	23	126

---

① 本表引自蔡铭泽、何又华:《析广州三大报非典型肺炎事件报道》,《新闻大学》2003 年夏。

续　表

报业 集团 日期	南方日报报业集团		羊城晚报报业集团		广州日报报业集团		合计
	《南方 日报》	《南方 都市报》	《羊城 晚报》	《新 快报》	《广州 日报》	《信息 时报》	
13	12	17	13	13	20	11	86
14	11	9	16	20	4	12	72
15	6	13	18	11	12	27	87
16	1	4	18	7	17	12	59
17	4	4	19	2	11	6	46
18	4	9	14	16	14	12	69
19	4	3	3	6	3	4	23
20	3	2	5	2	2	1	15
合计	58	90	136	105	103	109	601
	148		241		212		

　　从报道内容看,10天内的报道可大致分为三个阶段:头两天的报道针对市民对非典疫情的担忧和恐慌,侧重于全方位提供有关疫情的信息,包括疫情动态、病理解释、政府举措、患者访问、民众心理等各个方面①。其报道基调是,政府已采取积极有效措施控制疫情,非典可防可治,市民无须恐慌。13日至15日,针对广州等地出现的抢购行为,报道侧重于批驳谣言,平息米盐抢购风潮。16日后,抢购风潮平息,各报纷纷组织学者专家和权威人士对风波中的民众心理、政府应对举措、广州传播与舆论引导等进行理性反思。

　　接下来,我们以《羊城晚报》和《广州日报》为例,具体考察这一阶段广东媒体的非典报道。

---

　　①　参见蔡铭泽、何又华:《析广州三大报非典型肺炎事件报道》,《新闻大学》2003年夏。

《羊城晚报》与《广州日报》头版非典报道一览表

	《羊 城 晚 报》	《广 州 日 报》
2月11日	1. 广东非典型肺炎疫情得到初步控制 **305病例59例已治愈出院** 张德江、黄华华要求确保不让病情扩散不增加死亡人数 2. 今天上午,广州市政府公布非典型肺炎病例情况 **病情已控制市民无须恐慌**	1. **广东已发现305例非典型肺炎** 张德江、黄华华指示立即组织调集全省最好力量全力救治
2月12日	1. **中央领导高度关注广东病情** 2. **政府正面回应 有效稳定人心** 3. 图片(一病人康复出院)	1. 广州目前共发现非典型肺炎192例 部分病人已出院 疫情已得到有效控制 **非典型肺炎可治可防莫惊慌** 2. 著名呼吸内科专家钟南山认为 **多数患者十天康复**
2月13日	1. **放心!广东备有百日盐半年粮** 2. **看谁还敢哄抬物价** 3. **图片(广州物价局与工商局联手巡查市内商场的粮盐价格)** 4. **图片(省市领导看望医务人员)**	1. **盐荒米荒纯属无稽之谈** 今起广州将严厉打击哄抬物价行为,政府正告不法之徒造谣惑众必受严惩 2. **今日时评:平息谣言 恢复正常** 3. 省教育厅召开紧急会议 要求大中小学严防爆发非典型肺炎 **四大措施力保按时开学** 4. **广州学校大消毒**
2月14日	1. **百名白衣天使冒死救一人** 2. **非典型肺炎可防可治可控** 3. **街谈巷议:两大事件的启迪**	1. 全省非典型肺炎新发病例减少 **93患者康复出院**
2月15日	1. 针对近日发生的抢购风波,传播学者蔡铭泽指出 **民众知情有利于社会稳定** 2. **隔离病房,没有硝烟的战场** 本报记者直击医护人员忘我抢救非典型肺炎病人情景	1. **哄抬药价盐价被罚20万** 广州从重处罚社会影响恶劣三商家,向330多家商铺发出告诫书或责令整改 2. **非典型肺炎元凶是病毒** 3. **今日时评:百姓知情 天下太平**

续　表

	《羊　城　晚　报》	《广　州　日　报》
2月15日	3. **真情比病毒更能感染人** 万千读者为白衣天使冒死救人而感动 4. **影响渐消酒楼生意回升**	4. **图片(情人节)**
2月16日	1. 针对近期出现的抢购风波，社会心理学家景怀斌说 **对公众要有充分的信心** 2. **街谈巷议：狠狠打奸商一巴掌**	1. **控制疫情务求长治久安　平息事态还要举一反三** 本报邀请社会各界建言献策 2. **今日时评：引导要及时　整治要果断**
2月17日	1. **风浪来临最能考验诚信** 经济学家指出：商家随意涨价,最终将遭受经济及商业道德的双重损失 2. **街谈巷议：可贵的职业精神**	1. **白衣天使勇克肺炎病魔** 广医一院医生护士积极抢救治疗非典型肺炎患者,该院至今无一例重病号死亡 2. **今日时评：反思开始结正果**
2月18日	1. **应对事件必须上下合力**	1. **被罚商家承诺凭票退款** 港湾商业公司辞退三分店负责人　个别商家退款多于售货款 呼吁消费者也应讲诚信 2. 面对谣言引发的抢购潮　广州市委市政府当机立断并通过本报传递信息　谣言很快被粉碎 **24 小时平息抢购米盐事件** 3. **今日时评：这一仗打得真漂亮**
2月19日	1. 广东专家通宵突击检测今晨报出肺炎主要病因 **基本认定是衣原体作怪** 2. 今天上午广州市卫生局发布最新消息 **非典型肺炎已有效遏制**	1. **非典型肺炎元凶现形** 国家权威部门将病因确定为衣原体　采用针对性强的抗生素非常有效 2. **今日时评：危急关头更显诚信魅力**
2月20日	1. 深入病房采访非典型肺炎患者　记者自述新闻幕后精彩故事 **不怕被传染　猛料在一线**	

（说明：凡主标题加粗标出）

由上表可以看出,2月11日与12日的报道主要是围绕以下几个方面展开的:疫情在广东省与广州市发展的最新动态(如病例数、出院人数);政府的高度重视与应对举措;疫情已得到有效控制,市民不必恐慌。其消息源主要是广州市政府召开的新闻发布会、广东省卫生厅与广州市卫生局负责人答中外记者问。"高度关注"、"全力救治"、"初步控制"、"无须恐慌"等是前两天报道中的关键词。

2月13日至15日的报道重点在于平息抢购风波。其报道集中在两个方面:一是报道工商局与物价局针对哄抬物价所采取的打击行动,二是公布广东省内药品、食盐和粮食的储备状况。同时通过配发评论进行直接引导,从而很好地平息了事态。

2月15日起,风波基本平息,媒体转入对事件的理性反思阶段。《羊城晚报》辟出大型系列反思报道,连续四天,每日拿出一到两个整版,从媒体如何应对信息时代的突发事件、抢购风波中的市民心理偏差、商家的社会道德与社会责任、政府如何应对信息时代的突发事件这四个角度,邀请学者、政府官员和商界领袖展开深入探讨。2月16日,《广州日报》也邀请社会各界对抢购风波展开反思。

2月20日后,广州媒体的非典报道日渐稀少。2月11日及以后几天,国内其他地方的媒体也进行了相关报道。2月11日,《中国青年报》刊发首篇有关非典的报道,2月份共刊发7篇相关报道,3月份没有报道。《人民日报》在4月3日才刊发首篇有关非典的报道。央视4月1日前未作报道。进入3月,美伊战争和"两会"成为媒体的报道重点,媒体与公众的注意力被转移①。

(2) 2003年4月5日后的报道。

从报道数量上来看,自2003年4月5日后,媒体的发稿量逐渐增加,国内报纸头版每天均有相关报道,而且辟出了专栏专版。4月20

---

① 夏倩芳、叶晓华:《从失语到喧哗:2003年2月—5月国内媒体"SARS危机"报道跟踪》,《新闻与传播研究》2003年第2期。

日后,非典报道在数量上呈现井喷态势,许多地方媒体,尤其是晚报和都市报连续数十天以近 10 个版面进行连续报道。

从报道内容看,4 月 6 日后,政府措施、疫情报道、预防知识增加。4 月 20 日后,疫情报道、措施报道、医疗救治、医护人员、预防知识、外交报道突增。

在报道基调上,对于疫情的描述,呈现以下变迁:有效控制——灾难——一场突如其来的重大灾难。对于政府引领民众的报道,则出现以下主题词变迁:万众一心抗击非典——一手抓非典,一手抓经济建设——巩固成果、毫不松懈。对于医护人员的描述,则呈现以下变化:白衣天使——白衣战士——非常战士①。

4. 非典报道中的亮点与偏差

(1)《面对面》、《新闻调查》、《南方周末》的非典报道。

非典报道中,部分媒体坚守专业理念,及时、全面、准确地提供信息,并展开深入报道,在危机时期,克服种种困难,承担起媒体的公共责任。其中,较为突出的有央视《面对面》栏目、《新闻调查》栏目和《南方周末》等。

● 央视《面对面》栏目的非典报道

非典期间,《面对面》栏目推出"抗击非典大型人物系列访谈",先后访问中国疾病预防控制中心主任李立明、中国科学院院士钟南山等人,在全国引发了广泛的反响。对于《面对面》推出的抗击非典系列访谈,学者涂光晋等给予了高度的评价:

> 在抗击"非典"的系列访谈中,《面对面》的采访对象都是抗击"非典"过程中的代表性人物,但他们又各有不同,比如李立明和钟南山都是"非典"防治领导小组的专家;张积慧和姜素椿都是一线普通的医护人员;王岐山、陈冯富珍和于幼军都是政府官员;姜素

---

① 夏情芳、叶晓华:《从失语到喧哗:2003 年 2 月—5 月国内媒体"SARS 危机"报道跟踪》,《新闻与传播研究》2003 年第 2 期。

椿和方博都是"非典"康复者。他们在抗击"非典"的过程中身处不同的地域,从事着不同的工作,遭遇着不同的磨难,体验着不同的人生。即使同处一地、同种身份、同样经历的采访对象,差别也相当明显,其中有经验、有教训、有成功、有失败……丰富的人物讲述丰富的经历,提供丰富的信息,宣泄丰富的情感,看似单一的节目形式下,蕴涵着丰富的节目内涵①。

该组报道的具体情况可见下表:

《面对面》抗击非典大型人物系列访谈一览表②

序号	播出时间	标　　题	受访人物主要身份
1	2003 年 4 月 19 日	李立明:"非典"报告	中国疾病预防控制中心主任
2	2003 年 4 月 25 日	钟南山:直面"非典"	广东省防治非典型肺炎医疗救护专家指导小组组长
3	2003 年 4 月 28 日	张积慧:"前线"日记	广州市第一人民医院护士长
4	2003 年 4 月 29 日	姜素椿:生死试验	解放军 302 医院传染病专家,非典康复者
5	2003 年 5 月 1 日	王岐山:军中无戏言	北京市代市长
6	2003 年 5 月 17 日	陈冯富珍:香港战"疫"	香港特别行政区卫生署署长
7	2003 年 5 月 24 日	吕厚山:隔离之谜	北京大学附属人民医院院长
8	2003 年 5 月 26 日	于幼军:"非典"特区	深圳市市长
9	2003 年 6 月 17 日	方博:"非典"经历	非典康复者(全家 9 人感染非典,2 人死亡)

- 央视《新闻调查》栏目的非典报道

再来看央视《新闻调查》的报道。非典前期,众多电视台出于安全

---

① 涂光晋、陈晶晶:《与人物为伴,和新闻同行——央视〈面对面·抗击"非典"〉大型人物系列访谈节目的思考》,《中国广播电视学刊》2003 年第 7 期。

② 本表引自涂光晋、陈晶晶:《与人物为伴,和新闻同行——央视〈面对面·抗击"非典"〉大型人物系列访谈节目的思考》,《中国广播电视学刊》2003 年第 7 期。

的考虑,开始重播老节目,但《新闻调查》栏目组却选择了冲上最前线,直击非典阻击战,给公众提供非典战役前线的真实信息。

《新闻调查》播出的第一期"非典"报道是2003年4月26日的《北京:"非典"阻击战》,记者柴静随北京市急救中心、疾病控制中心和医护人员一起,全程跟踪120出动接收病人、进行流行病学调查、患者转院的情况,报道隔离区生活、进入传染病房采访SARS患者,从抗击非典最前线带回全面、详细、真实的报道。该节目第一次在电视屏幕上全面直接地反映了北京市医疗系统在抗击"非典"中的接报、隔离、诊断、急救、消毒等各个环节。

5月4日,《新闻调查》决定赴甘肃省定西市拍摄有关农村防治"非典"的节目。媒体当时对农村如何应对"非典"鲜有报道,而定西农村有不少在北京打工的人,《新闻调查》想把定西作为一个"麻雀"来解剖,以回答人们的疑问。然而,栏目组派出的记者、主持人杨春赴甘肃定西采访时,却在当地被诊断为非典型肺炎(后经卫生部专家确诊为普通肺炎),同去的同事也被隔离长达半个月之久,节目也因此流产①。

自2003年4月26日至6月9日,《新闻调查》栏目共推出8期抗击非典的报道,为观众提供了有关抗击非典的翔实信息、鲜活的现场画面,满足了公众的知情权,具体情况见下表:

《新闻调查》非典报道一览表②

期　数	节　目　名　称	播　出　时　间
313	北京:"非典"阻击战	2003年4月26日
314	广东:"非典"遭遇战	2003年5月12日

---

① 参见《央视新闻调查幕后:官员下大力气阻止节目播出》,《中国青年报》2006年5月17日;《央视〈新闻调查〉记者杨春"非典"日记》,http://www.sina.com.cn。

② 参见《新闻调查》栏目组:《"调查"十年——一个电视栏目的生存记忆》,生活·读书·新知三联书店2006年版,第402页。

期　数	节　目　名　称	播　出　时　间
315 - A	城市"非典"民工	2003 年 5 月 19 日
315 - B	北京物资保障线	2003 年 5 月 24 日
316	征服感染	2003 年 5 月 25 日
317	"非典"时期的王府井	2003 年 5 月 26 日
318	"非典"突袭人民医院	2003 年 6 月 2 日
319	"非典"元凶果子狸	2003 年 6 月 9 日

● 《南方周末》的非典报道

非典期间,《南方周末》摄影记者带着镜头"走进"非典"重病区",用光与影呈现一线医护人员直面 SARS 的人生状态;关注每个人即将成为感染者时的心理承受力,关注个体遭遇 SARS 的经济承受能力,推出《治"非典","谁埋单"》、《SARS 埋单者语焉不详》等报道。《南方周末》还将目光投向了中国的西部与贫困地区,关注 SARS 给西部以及贫困地区带来的种种影响,推出《山西兴县:一个贫困县的抗非典记录》等报道。

《南方周末》的非典报道着眼于理性与建设性,没有停留在一般的表层呈现,而是基于现实,进一步展开制度层面的反思,推出《从诊断、药物到疫苗——SARS 阻击战需要澄清的重大科学问题》、《五月股市难离 SARS 阴影》、《抗击 SARS:公共卫生应急机制火速出台》、《"非典":加速信息公开步伐》、《增强防灾的民族意识》等报道。如《对"吃在中国"的反省》一文中指出,SARS 的发生与中国的饮食文化是密不可分的,"重味道、重营养而轻卫生、轻检疫是中国饮食文化中的一大缺陷,而不把好饮食卫生检查和防疫这一关,会产生无穷的后患"。

《南方周末》的非典报道还呈现出深厚的历史感,将防治非典放在历史的脉络中展开纵向考察,推出《1918 年流感大流行》、《"非典型"和"731"》等报道。在《流言,四天飞传 14 省》一文中,在讨论 SARS 流言的时候,追溯了中国历史上的流言,这种对比释放出中国流言传播背后的一些社会文化因素①。

(2)失真、反科学、煽情的报道。

然而,非典报道也存在着明显的偏差,对此,传媒业界与学界在当年曾展开广泛的探讨。

学者黄旦从传播学角度对非典报道进行了整体审视,他用"失语、失真、失度"来概括媒体非典报道先后出现的偏差。

2003年2、3月间,媒体出现了整体失语状况。"非典"病例在2002年底就先后出现,2003年1月下旬,广东省卫生厅为此做出了疫情通报,可广东和全国媒介基本是沉默无语。直至流言飞布,人心波动,抢购潮涌起,广东媒体才于2月11日正式介入并展开大面积报道,但这也仅仅限于广东。

在2003年4月20日之前,媒体的非典报道出现了失真,未能提供有关非典疫情的真实信息。尤其是权威信息源给出了不真实的信息,称中国局部地区已经有效地控制了非典型肺炎疫情,积累了比较宝贵的预防和治疗经验,因此,到中国来工作、旅游、开会是安全的,等等。

2003年4月20日之后,媒介在报道中出现"失度"——过分渲染和煽情,媒体上到处都是"战争"、"应急保卫战"、"舍生忘死"、"筑起铜墙铁壁"、"勇闯非典病区"、"围追堵截"、"火线入党"等说法,无疑会引起人们的紧张和焦虑②。

综上所述,媒体非典报道既有亮点,也出现了明显的偏差,其间既有传媒管理的制度缺失,也有市场逻辑对媒体新闻生产的制约,而新闻人的职业操守也难辞其咎,个中原因及改进路径,我们将在最后一章再作探讨,此处暂不赘述。

---

① 参见王小娟、王强:《SARS与南方周末的叙事》,《今传媒》2010年第9期。

② 参见黄旦、严凤华、倪娜:《全世界在观看——从传播学角度看"非典"报道》,《新闻记者》2003年第6期。

第二节 有关看病难看病贵的媒体呈现

一、看病难看病贵现象及其报道整体状况

1. 现象

近年来,看病难看病贵已成为社会关注的热点问题。提及看病难,很多人都会想起去大医院就诊的经历:挂号排长队,候诊等半天,反复检查太折腾,开大处方花钱多……说到底就是一个字:"难"。提及看病贵,我们自然会想起那些在民间广为流传的段子:"小病挨、大病扛、重病等着见阎王";"救护车一响,一头牛白养";"脱贫三五年,一场大病回从前。"①

《人民日报》理论版曾撰文对看病难现象展开分析,文章认为,看病难可分为三种情况:

一是绝对性的难。这是由于医疗资源绝对不足导致的,表现为缺医少药,难以满足群众基本医疗卫生需求。目前这种看病难已基本上解决,只存在于一些经济落后、交通不便的中西部偏远地区。二是相对性的难。这是由于优质医疗资源相对不足导致的,主要发生在大城市的大医院里。三是因"贵"而"难"。这是由于医药费用负担重导致的②。

可见看病难看病贵是联系在一起的,看病贵实际上是看病难当中的一种情况,而且是非常突出的一种情况。

有资料统计,1989 年,全国门诊处方平均 10 元/张,全国住院者出院人均总费用 432.30 元/人次。1998 年门诊处方则为 68 元/张,住院

---

① 《理论热点面对面:怎么解决看病难》,《人民日报》2011 年 8 月 19 日;梁顺棠:《"看病难,看病贵"的市场现象剖析及其对策》,中国市场学会 2006 年年会论文。

② 《理论热点面对面:怎么解决看病难》,《人民日报》2011 年 8 月 19 日。

者人均总费用为 2 596 元/人次。10 年同期对比,门诊处方上升580%,住院者出院人均总费用则上升 501%。近几年,在高基数基础上增幅更明显,全国人均门诊费用年增长 13%,人均住院费年增长11%,大大高于人均收入的增长幅度。还有一组数据也很能说明问题:据统计,2010 年,我国医院门诊病人次均医药费用为 166.8 元,住院病人人均医药费用 6 193.9 元。一次住院费相当于城镇居民年人均收入的 1/3,更超过了农民年人均收入。至于经常要看病的老年人和慢性病患者,医药费负担不仅压得他们喘不过气,还连累到整个家庭。这种难与前两种难交织在一起,加大了看病难的程度①。

2. 报道

近年来,媒体对于看病难看病贵这一社会热点现象进行了广泛的报道,其中,《人民日报》与央视《新闻调查》具有代表性。

谢申照对《人民日报》有关看病难看病贵现象的报道进行了研究,研究发现:2005 年底到 2006 年初,该报开辟了"热点解读·关注群众看病难看病贵系列"、"今日聚焦·三种新模式缓解看病贵"以及"今日新语·关注看病难看病贵"系列新闻和评论专题,集中发布了十多篇报道,对"看病难看病贵"问题给予了重点关注。该报的调查式新闻报道基本遵从"问题-解决"的思路,比如河南省在医疗服务降价、药品降价中的举措,湖北省在医药分离试点中的经验等。这些报道本着解剖麻雀的目的,考察改革措施的实行情况和效果,并进一步挖掘问题的根源,指出重点和难点问题,力求为医疗改革之路提供参考。相比于某些单纯的揭露式报道,《人民日报》的这些报道更具有建设性,起到了沟通桥梁的作用。比如在介绍地方试点经验的同时,也求问于卫生部的官员,探讨其可行性,体现出党报的谨慎作风、责任感和全局观念②。

①　《理论热点面对面:怎么解决看病难》,《人民日报》2011 年 8 月 19 日。

②　谢申照:《新闻框架视角下的医疗改革报道分析(2005—2007)》,复旦大学 2008 年硕士学位论文。

同为国家级主流媒体,央视对于看病难看病贵的问题也非常重视,《新闻调查》栏目表现得尤其突出,在2005年11月底至12月间,曾聚焦这一社会问题,播出了三期有关节目。其中,11月23日推出报道《天价住院费》,报道了发生在哈尔滨医科大学第二附属医院的一起极端个案,引发了全国性关注;12月13日推出报道《看病难》,主要以北京地区大医院为调查对象,全方位呈现看病之难;12月28日推出报道《农民看病现状调查》,栏目组记者在湖北省监利县、长阳县、四川省都江堰市展开调查,聚焦经济欠发达地区农村百姓看病难的问题;2008年3月22日,该栏目推出报道《南京:破解看病贵与难》,介绍南京市在破解看病难这一问题上采取的措施。具体情况见下表:

央视《新闻调查》栏目 2005 年以来有关看病难的报道

播 出 时 间	题　目	调 查 内 容
2005 年 11 月 23 日	天价住院费	哈尔滨医科大学第二附属医院一起医疗纠纷
2005 年 12 月 13 日	看病难	北京大医院的看病难真实状况
2005 年 12 月 28 日	农民看病现状调查	欠发达地区农民看病难状况
2008 年 3 月 22 日	南京:破解看病贵与难	南京市为解决看病难所采取的措施及成效

《新闻调查》的相关报道秉持其特有的风格,以大型调查性报道的形式展开,注重广度与深度,从现场调查入手,以理性和建设性的态度对社会问题展开考察,以探寻真相为目的,引发观众的思考。

对于看病难看病贵现象,媒体给予了重点关注,但报道却引发了医疗界的众多批评,有研究者认为:"'看病难、看病贵'问题的根源主要是体制性、机制性的,是社会公共品和准公共品的整体制度缺失造成的。医院作为这个问题的终末环节,成为了矛盾的暴露焦点。'看病难、看病贵'决不是整个医疗系统人心沦丧、道德低下造成的。所以,不应该把群众对'看病难、看病贵'问题的怨气引到医生、医院头上。"

由于一些新闻媒体的推波助澜,致使该现象被片面地理解为只是公立医院在管理经营中的缺点和医疗卫生系统存在的一些不正之风,使广大医务人员成了罪魁祸首,也使医患关系更加恶化。

研究者还对媒体报道提出了以下建议:第一,作为社会舆论导向的新闻媒体,应该正确地分析、认识"看病难、看病贵"问题,正确引导社会舆论。冯世忠先生提出的四条意见可供新闻媒体借鉴:"把政府投入不足的真相告诉社会,把医院福利有限的真相告诉病人,把医院进入市场的真相告诉人民,把病人不够满意的真相告诉医院。"第二,正确评价我国的医务人员队伍,做和谐医患关系的促进派。医务人员既不是天使,也不是恶人,他们是生活在市场经济社会中的普普通通的人。他们既需要希波克拉底誓言的修炼和约束,也有柴米油盐的七情六欲,对他们的工作要信任和尊重①。

到底此类报道存在哪些问题?接下来,我们通过个案分析进一步了解。

二、个案分析:有关天价医疗费事件的报道

1. 媒体报道的基本情况

时间:2005 年 11 月 23 日到 2006 年 3 月 22 日。2005 年 11 月 23 日,央视《新闻调查》播出《天价住院费》,引发强烈社会反响,拉开了有关此事报道的序幕。相关报道持续了整整 4 个月,至 2006 年 3 月 22 日基本结束。

报道量与报道体裁:在 550 万天价医药费专题网站上,共集纳了新闻报道 73 条,评论 42 条。

媒体分布:有 24 家媒体刊发了相关报道,其中,电视台 1 家,杂志 3 家,网站 3 家,报社 17 家。刊发评论的媒体同样有 24 家,其中有 3

---

① 引自王静怡:《浅析"看病难、看病贵"的成因——兼论新闻媒体应做和谐医患关系的促进派》,《中医药管理杂志》2007 年第 8 期。

家网站,1家杂志,20家报社。

2. 报道进程与走向

(1)话题发起与媒介议程设置:央视《新闻调查》。

事件背景:75岁的哈尔滨退休教师翁文辉,因患恶性淋巴肿瘤,于2005年5月16日入住哈医大二院,先后在干部病房和心外科重症监护室(简称心外科ICU)治疗,最终因多脏器功能衰竭,于8月6日病故,住院82天,医院共收取住院费138.9万元。2015年11月23日,央视《新闻调查》栏目以《天价住院费》为题对此事进行了首次披露,各大媒体纷纷跟进,引发社会高度关注,中央纪委、监察部、卫生部和黑龙江省纪委组成联合调查组,对事件进行调查,并在2006年4月26日向社会正式公布了调查结果,对哈医大二院及相关责任人作出了严肃处理①。

作为一档长达45分钟的电视调查性报道栏目,《天价住院费》遵循了提出问题——调查问题——得出结论的路径结构全片。

节目分为四个部分,第一部分意在提出问题,主要受访对象有两位,一是翁文辉的妻子富秀梅,二是翁文辉的大儿子翁强,两位受访者面对记者,在镜头前陈述自己对医院的质疑,而这种质疑主要集中于以下四个问题:

问题一:在住院收费的明细单上,记载着病人使用过一种叫氨茶碱的药物,但是翁文辉对氨茶碱有着严重的过敏反应。为什么严禁使用的过敏药会出现在收费单上?

问题二:病人8月6号就已经去世了,可是8号还有化验单,病人去世后的化验费用是怎么产生的?

问题三:收费单显示,一天之内,病人用了106瓶盐水,这怎么可能?7月30日这天,一天输血就达94次,这又怎么可能?

---

① 《哈医大二院天价医药费案被查处 属典型违纪违法》,中国新闻网,http://www.chinanews.com/news/2006/2006-04-29/8/724785.shtml。

问题四：在医生的建议下，患者家属自费购买了 400 多万元的药品交给医院，作为抢救翁文辉急用。家属开始怀疑，这些药品到底有多少用在了翁文辉身上？

第二部分与第三部分为调查求证。

第二部分的受访对象包括如下人士：

于玲范　哈尔滨医科大学第二附属医院心外科重症监护室主任

郭小霞　哈尔滨医科大学第二附属医院心外科重症监护室护士长

丁　巾　哈尔滨医科大学第二附属医院输血科主任

杨　慧　哈尔滨医科大学第二附属医院纪检委书记

高　松　哈尔滨医科大学第二附属医院物价科科长

谭文华　哈尔滨医科大学第二附属医院副院长

在这一部分，记者主要就上文所言的前三个问题展开追问，但各受访对象语焉不详，均未给出合理的解释和明确的答案。不过 ICU 主任于玲范与医院纪检书记杨慧明确地告诉记者，医院对此事件的基本结论是：住院费不仅没有多收，还少收了。

第三部分的受访者只有一人——翁文辉的主治医生王雪原。在经过激烈的思想斗争后，他决定站出来说出自己所知道的真相。

对于记者代患者家属提出的四个问题，王雪原均进行了正面的回答。王雪原的回答显示，医院在治疗和监管方面存在诸多问题。

第四部分的受访者有三位，分别是：

马育光　水利部总医院原副院长　心外科专家

王雪原　哈尔滨医科大学第二附属医院心外科重症监护室医生

翁小刚　患者翁文辉的三子

但最主要的发言者是代表第三方发言，且对事件给出结论和定性的水利部总医院原副院长马育光，马教授不仅直言医院的解释不能自圆其说，而且认为事件的出现是现行体制的必然结果，且看下文：

马育光：对于计划经济体制下的卫生界的体制，到市场经济这个条件下，这种体制已经出现了很多的弊病，除了国家的资金对医院的补偿叫差额补贴确实差口比较大，医院的生存就成了问题，所以在所有的医院中都有一种提法，就是说综合目标管理责任制，其中有一条，实际在行内都有的，是经济目标。

解说：长期以来，由于国家财力的不足，我国确立了以药养医的政策，对医院只给政策不给钱，允许医院从药品和诊疗中获得适当利润以维持正常运营。在这种情况下，一些医院片面追求经济利益，渐渐背离政府办医院的初衷，把患者看作利润的来源，看病越来越贵，医患关系日趋紧张。

至此为止，我们可以清晰地看到《新闻调查》对事件的报道框架与归因：哈医大二院片面追求经济利益，将患者视为利润的来源，利用医患双方的信息不对称，违规多收取了患者翁文辉的治疗费，此一事件也是当前医疗体制的必然结果。

（2）国内其他媒体的跟进报道。

《天价住院费》播出后，在国内引发强烈反响，各种媒体纷纷跟进，有24家媒体刊发了相关报道，其中，刊发 5 条以上报道的有《第一财经日报》、《中国青年报》、《南方都市报》、《新京报》、新华网。鉴于《新京报》与《南方都市报》具有亲缘关系，而新华网的部分报道属于转载，我们选择《第一财经日报》、《中国青年报》、《南方都市报》作为有关"天价医疗费"事件第二阶段跟进报道的考察对象。

《中国青年报》"天价医疗费"事件报道一览表

日　　期	标　　题	内　　容	消　息　来　源
2005 年 12 月 2 日	550 万医疗费事件患者主治医生失踪	哈医大二院回应媒体报道中的部分内容	哈医大二院宣传科科长李华虹
2005 年 12 月 3 日	550 万医疗费事件患者之子称要了解真相	翁强受访，谈投诉动机	患者翁文辉之子翁强

续　表

日　期	标　　题	内　　容	消息来源
2005 年 12 月 5 日	天价医药费事件失踪医生自称被利用	王雪原受访，谈看法与真实感受	主治医生王雪原
	天价医药费账单披露	翁强受访，谈自己对哈医大二院自行调查报告的回应	翁强
	天价医药费事件患者家属放弃民事诉讼	翁强受访，表示放弃民事诉讼，谈投诉动机	翁强
2005 年 12 月 8 日	天价医药费事件患者家属公布部分证据	患者家属在北京向媒体公布了哈医大二院违规的部分证据	翁强
2005 年 12 月 9 日	天价医药费与北京专家有没有关系	调查事件与北京等地会诊专家的关系	解放军总医院血液科主任楼方定教授；哈尔滨当地某不愿公开姓名的参与会诊专家
	天价医药费事件患者家属称北京医生未下医嘱	翁强谈北京会诊专家情况	翁强
2005 年 12 月 13 日	发改委官员称医疗机构过度商业化行为必须纠偏	王东生受访，谈卫生事业改革思路	国家发改委社会发展司副司长王东生

　　由上表可以看出，《中国青年报》对此事的报道集中在 12 月 2 日至 12 月 13 日这十几天内，共刊发报道 9 条。其中，有 5 条报道的消息来源是翁文辉之子翁强，内容为翁强对投诉动机的陈述、对调查进程的回应。有 2 条报道的消息来源为哈医大二院人士(宣传科科长与主治医生)，内容为各自对媒体报道内容的回应。另 2 条报道的消息来源分别为会诊专家与国家发改委领导。

《第一财经日报》"天价医疗费"事件报道一览表

日　期	标　题	内　容	消　息　来　源
2005 年 11 月 30 日	中纪委介入调查哈尔滨病人花 550 万医药费事件	复述家属对此事的投诉，报道事件进展：中纪委介入调查	患者家属；二附院一位医生
2005 年 12 月 1 日	550 万医药费事件追踪：医院职工发不出工资	事件新进展：公安部介入调查	死者家属；二附院一位内部人士
2005 年 12 月 2 日	联合调查组全方位调查 550 万天价医药费事件	事件进展：联合调查组开始全方位调查事件；群众与医生反思事件	北京市的一位患者家属；一位医生
2005 年 12 月 5 日	央视记者谈天价医疗费：我们在医院面前都是弱者	郭宇宽受访，谈采访经过与感受	《天价住院费》出镜记者郭宇宽
	哈医大二院漏洞调查：一根塑料喉管要价 1 600 元	哈医大二院存在医生收红包、乱收费现象	哈医大二院的一位职工；哈医大二院患者李明（化名）
2005 年 12 月 6 日	哈医大二院财务状况调查：ICU 病房收费管理混乱	卫生部调查组向哈医大二院通报检查的初步情况	检查组的一位领导；一位患者家属
2005 年 12 月 8 日	天价医药费患者主治医生称哈医大二院掩盖真相	王雪原受访，谈医院所存在的问题	主治医生王雪原
	天价医药费事件患者家属公布手中证据	翁强向媒体公布证据	患者翁文辉之子翁强

　　由上表可以看出，《第一财经日报》对此事的报道集中在 11 月 30 日至 12 月 8 日这 9 天内，共刊发报道 8 条。其中，有 5 条报道为事件的最新进展，2 条报道为主治医生与《新闻调查》记者受访，一条为该报对哈医大二院的自主调查。消息来源方面，包括患者家属、医院职工、普通患者、央视记者等。

《南方都市报》"天价医疗费"事件报道一览表

日　期	标　题	内　容	消息来源
2005 年 12 月 3 日	哈医大二院否认公安部介入	哈医大二院否认公安部介入,并回应目前媒体报道中的部分内容	哈医大二院宣传科科长李华虹
	550 万医药费事件续:哈医大二院涉嫌严重造假	卫生部调查组发现:哈医大二院涉嫌严重造假;ICU 管理混乱;存在重复收费现象	调查组成员、卫生部监察局局长王大方;调查组成员、卫生部医政司赵处长
2005 年 12 月 4 日	黑龙江卫生厅厅长否认中纪委介入天价医疗费案	事件调查的进程,医院整改行动	哈医大校长杨宝峰;卫生部新闻发言人毛群安;黑龙江省卫生厅厅长金连弘
2005 年 12 月 5 日	天价医药费事件外科 ICU 主任否认患者家属的指控	哈医大二院心外科 ICU 主任于玲范否认患者家属的众多指控	哈医大校长杨宝峰;卫生部监察局局长王大方
2005 年 12 月 6 日	哈尔滨天价医药费事件患者家属否认是高官亲属	翁文辉家属否认传言	翁文辉之子翁小刚
2005 年 12 月 7 日	天价医药费调查:医院收费及专家会诊费近千万	有关专家会诊的后续调查	哈医大党委书记姜洪池;北京专家组成员陈惠德
2005 年 12 月 11 日	550 万医疗费恐分文难报	有关 500 万元医疗费的报销问题	哈尔滨市中医院医保科相关工作人员

由上表可以看出,《南方都市报》对此事的报道集中在 12 月 3 日至 12 月 11 日这 9 天内,共刊发报道 7 条。报道内容属于对事件最新发展动态的追踪与跟进,具体而言,包括事件调查的进展、医患双方对事件的回应。其消息来源则以卫生部调查组成员、哈医大领导为主。

(3)事件再调查:《财经》刊发调查性报道。

2006 年 2 月 6 日,在央视《新闻调查·天价住院费》播出 2 个多月后,《财经》杂志重拳出击,刊出长篇调查性报道《"天价医疗费"事件调查》。

报道分为两大部分。调查之一:ICU67 日救治;调查之二:哈医大二院管理责任分析。调查之一分为六个单元,调查之二分为四个单元。每个单元均设置了相应的小标题,小标题下还加了内容提要,通过其小标题和内容提要,则可看出报道的脉络、框架。

《"天价医疗费"事件调查》报道框架

部　　分	小标题	内　容　提　要
调查之一: ICU67日 救治	患者病况	翁文辉在转入哈医大二院 ICU 之前,已发现淋巴瘤一年有余,并患有严重肺心病,曾在哈医大肿瘤医院治疗了两个月,病情相当严重。
	住进 ICU	ICU 的收治范围本来不包括肿瘤晚期病人。最终是翁强所请专家的意见发挥了作用。6 月 1 日凌晨 2 点,北京专家打电话给哈医大二院的医务科副科长王景璐,建议将翁文辉转入心外 ICU 监护病房。
	超级会诊 队伍	翁老先生得到了一般人望尘莫及的治疗待遇——由全国顶级专家为其会诊和制定治疗方案。从 6 月 1 日到 8 月 6 日,67 天里共有 20 多位来自北京和哈尔滨的专家进行了 100 多次会诊。
	钱权背景 虚实	能够请动数量如此之多的专家会诊并长驻哈尔滨帮助治疗,已非钱财或者私交能够办到。
	翁文辉之死	所有医生都明白,这几乎是一场"必输的比赛"。
	应该救谁	哈尔滨"天价医疗费事件",是医疗资源不当调用的典型反例。
调查之二: 哈医大二 院管理责 任分析	过度收费 缘由	调查组的调查结果显示,在哈医大二院收费部分确实存在多收费。《财经》获知,调查组确认哈医大二院多收 20 余万元,占总收费的 16% 左右。 哈医大二院高达 20 余万元的多收费中,有相当一部分就来自分解收费,其中大头是血滤一项的收费。
	是涂改还 是修改病 历?	调查组发现,哈医大二院确实存在大量涂改病历现象,甚至有些化验单、检查报告也都有涂改痕迹。此外,翁氏的病历还有个别"故意修改"的内容。
	药品丢失 悬疑	《财经》获知,卫生部调查组确认有药品丢失现象,但对丢失的自备药数量和价值,并未给出详细的清单。 关键原因,在于双方没有对自购药实行完整的登记和退药手续。
	是否过度 治疗	一位调查组人士告诉记者,调查报告基本否认了过度治疗的指责。

　　由上表可以看出，在报道的第一部分，《财经》杂志给我们描述了这样一幅图景：患者翁文辉在转入哈医大二院 ICU 之前，病情已相当严重，属于肿瘤晚期病人，本不属于 ICU 的收治范围，是其长子翁强动用自身力量转入。在转入 ICU 之后，翁文辉享受了医疗特权，由全国顶级专家为其会诊和制定治疗方案。在此过程中，翁强显示出非同常人的钱权背景。由于翁文辉转入 ICU 之前，病情已经相当严重，尽管医生已告知家属治疗的效果可能不大，但家属仍坚持不惜一切代价抢救。由此自然导出结论："天价医疗费"事件中，患者家属利用自身钱权背景，强求医院应用宝贵医疗资源，不惜一切代价挽救病人生命。可见，哈尔滨"天价医疗费"事件是医疗资源不当调用的典型反例。

　　在报道的第二部分，探讨哈医大二院在此次事件中的责任，主要呈现的是卫生部调查组的调查结论。其给出的结论是：哈医大二院存在多收费现象，其数额为 20 多万元；医院存在大量"涂改病历"现象；医院对患者自购药品未实行完整的登记和退药手续，存在药品丢失现象。

　　在报道的引子中，《财经》的框架与思路已充分表现出来：

　　　　调查显示，这起罕见的"天价医疗费事件"极为复杂。问题之发生，固然暴露了有关医院管理诸方面的重大弊端，也昭显了病人家属以"钱权之势"影响和主导医疗过程之严重后果；特别是因身染绝症的患者当时已经不幸处于终末期，大量动用宝贵的医疗资源抢救，更涉及国人目前还接触较少的医学伦理问题。

　　　　此类事件的发生，无疑揭示了医疗体制改革的迫切性；然而如果单方面将矛头指向医院，视之为黑心医院榨取普通百姓血汗的典型，则无助于认识目前中国医疗体制问题的本质；其结果，只会恶化本来就相当脆弱的医患互信关系，更使急待开局的全面医疗体制改革举步维艰。

　　《财经》的报道既根据卫生部调查组的权威调查结果，指出了哈医大二院在管理方面存在的种种问题，更通过独家调查，指出了事件的另一面，即家属利用权势，动用宝贵医疗资源抢救肿瘤晚期危重病人。如果说央视《新闻调查》的报道在客观上将"天价医疗费"事件当成一个无良医院为了自身经济利益,不择手段榨取患者钱财的看病贵典型,《财经》则更多地强调了该事件是一个医疗资源不当调用的典型。

3. 小结

综观媒体对"天价医疗费"事件的报道,央视《新闻调查》是话题的发起者和初始的议程设置者,在《天价住院费》播出后的数月内,事件受到了媒体的广泛关注,但其他媒体报道的基调及对事件的定性都基本沿用了央视的报道框架。国内媒体的报道除了在细节上进行补充,并报道调查进程外,并未提供更多的新信息。国内数十家媒体众口一词地指责医院的无良,强调"550万"的"天价"。这一基调既迎合了当时社会大众的普遍感受与情绪,也由于其数额之高,具备了媒体所需要的轰动效应。

直到《财经》的长篇调查性报道选择了一个与央视《新闻调查》迥然不同的框架,将目光投向患者家属,揭示事件中不当调用公共医疗资源的一面,才在整体上使媒体对此事件的报道趋于全面和深入。当然,需要指出的是,《财经》的报道有后发制人的优势,在其报道成文时,权威部门的调查结论已公布。另外,从媒体竞争的角度来看,《财经》在2个多月后再对此事进行报道,也必然要寻找到与之前不同的角度,并挖掘到新的事实,从而获得独家性。

第三节　医患纠纷报道

一、医患纠纷现象及其报道

近年来,医患纠纷已成为一个突出的社会问题。有统计数据显示,全国有73.33%的医院都曾发生过患者及其家属使用暴力殴打、威胁、辱骂医护人员的现象;59.63%的医院发生过因病人对治疗结果不满意,扰乱医院正常诊治秩序,威胁医务人员人身安全的事件;76.67%的医院发生过患者及其家属在诊疗结束后拒绝出院，且不交纳住院费用的情况；1.48％的医院发生过病人去世后，病人家属在医院内摆设花圈、烧纸和设置灵堂的不和谐事件①。

　　另一份针对三百余家医院的调查显示：被调查的医疗机构一年中新发生医疗纠纷的案件：二级以下医院或专科医院大部分在 10 例以下，半数以上的三级医院一年新发生的纠纷案件在 10 例以上。发生纠纷的科室依次为：外科、产科、骨科、妇科、内科、儿科。调查同时显示医疗纠纷发生率与医院床位、住院病人及手术人员呈正关系，说明医院越大疑难病人越多，医疗纠纷发生率越高。在这些医院中病人索赔额一般在 5 万到 20 万元，20 万到 50 万元的索赔占 12.9％，50 万到 100 万元占 6.4％，100 万元以上的占 7.1％。被调查医院中发生纠纷以后到医院打闹、扰乱医院工作秩序的行为发生率为 73.5％，有些个别极端案件直接造成了医护人员的人身伤害。

　　卫生部 2007 年统计数据显示，目前，全国每年发生的医疗纠纷逾百万起，平均每年每家医疗机构医疗纠纷的数量在 40 起左右。尤其近两年来，医疗纠纷发生率明显上升，增长幅度超过 100％。

　　研究者认为，医患纠纷的凸显、医患关系的紧张，原因主要有以下几个方面：第一，医疗行业市场化、医疗服务竞争性的改革措施的实施，导致患者的医疗费用大幅增加；第二，医患之间缺乏有效的沟通和理解；第三，患者对治疗效果的高要求以及部分医务人员责任心不强等因素②。

　　对于医患纠纷，近年来媒体也进行了大量报道。陈龙以《人民日报》、《南方周末》、《扬子晚报》为研究对象，针对三报在 2006 年全年的报道展开考察，探讨医疗纠纷报道的整体状况。研究发现，三份报纸有关医疗纠纷报道的基本情况如下：

---

① 倪辕：《医患纠纷的现状分析及对策》，《辽宁中医药大学学报》2011 年第 5 期。
② 宋平、张少会：《医患纠纷形成原因与对策研究》，《法制与社会》2011 年第 2 期。

报道总量：2006 年三份报纸共统计出 205 篇有关医疗纠纷的新闻报道。

报道议题分布：对纠纷个案的关注较多，共有 120 篇，占 58.5％；医患矛盾现象性报道共 40 篇，占 19.5％；而对纠纷的缓解措施和行动的报道共 45 篇，占 22％。

态度倾向：持有支持患者、指责院方及医务人员的语意向度的报道占总样本的一半左右（99 篇，48.3％），是样本所呈现出来的最主要的态度倾向；持中立态度的报道 59 篇，占总量的 28.8％；第三位的是持质疑院方及医务人员立场的报道，22 篇，占 10.7％；支持院方及医务人员、指责患者的报道最少，仅 9 篇，占总样本的 4.4％。

消息来源：有相当一部分新闻报道没有交代消息来源，或者笔者无法判定其消息来源。在明示消息来源的医疗纠纷报道中，相关政府职能部门是最主要的消息来源（34 篇，16.6％）；其次是患者及家属作为消息来源（27 篇，13.2％）；以法院及司法部门作为消息来源的数量为 9 篇，占 4.4％；而以医疗纠纷的一方——医院及相关医务人员作为消息来源的只有 7 篇，占总样本数的 3.4％。

体裁：在医疗纠纷的报道中，各种报道类型所占的比重有很大差异，消息是新闻报道的主角，共 123 篇。按从多到少的顺序依次排列为：消息（60％）、深度报道（23.4％）、评论（11.2％）、读者来信（3.4％）、通讯（2.0％）。另外，根据统计，单独以新闻图片的形式出现的报道数量为零，可见在医疗纠纷报道中，新闻图片的报道形式没有得到较好的运用①。

以上考察可以在一定程度上反映媒体医疗纠纷报道的整体状况，为了进一步呈现此类报道的特征及所存在的问题，下文接着做一个个案分析。

---

① 以上数据与分析引自陈龙：《我国媒体医疗纠纷报道的话语变迁与话语倾向》，苏州大学 2007 年硕士学位论文。

二、个案分析:"南平医闹"事件的报道

1. 事件背景

2009 年 6 月 18 日,福建省南平市杨厝村村民杨俊斌患肾病住院,术后因并发症死亡,家属向医院提出高额赔偿要求,进而发生争执。21 日,死者家属将 4 名医务人员扣留在死者病房内,家属和院方大打出手,均有人受伤。后经多方做工作,死者家属与医院达成初步协议。23 日,医院的 80 余名医务人员聚集到市政府门口集体上访,要求"严惩

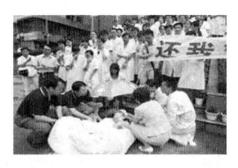

凶手,打击医闹"。当晚 7 时,上访人群散去。7 月 6 日,警方称纠纷中 5 人被刑拘,另有 3 人取保候审①。

2009 年 6 月 21 日至 23 日发生在福建省南平市的这起医患冲突事件,过程曲折、冲突激烈、双方说法严重不一,国内多家媒体对事件进行了报道,是考察医患纠纷报道的一个典型标本。在对"南平医闹"事件的报道中,《中国青年报》《中国新闻周刊》《东南快报》采用了不同的报道框架,并被其他媒体广为转载。接下来,我们试图应用相关理论,对这三家媒体的报道进行话语分析,力求全面深入地呈现媒体对医患纠纷的报道状况。

2. 分析框架

在《作为话语的新闻》一书中,荷兰学者梵·迪克提出了一个假设性新闻图式结构,以揭示新闻文本相对固定、约定俗成的内在语法结构,具体见下图:

---

① 资料来源:福建南平医患冲突事件_百度百科,http://baike. baidu. com/view/4257181. htm。

53

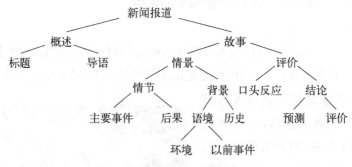

假设性新闻图式结构①

梵·迪克的这个图式结构需要从左至右、从上至下解读。

首先是概述,由标题和导语构成。每条报纸新闻均有标题,很多还有导语,标题位于导语的前面,而它们又都在整个新闻报道的前面。两者合在一起表达了这个新闻文本的中心主题。

其次是故事,由情景和评价构成。我们可以将故事视为新闻的主体,情景又可进一步分为情节和背景两个部分,即具体呈现语境中的主要事件和背景。背景又可细分为当前的语境与历史。对于故事的评价,则有口头反应与结论之分。

梵·迪克指出,这一完整的图式范畴只是在理论上存在,并非所有新闻文本都有如此完整的图式结构,许多新闻文本只有其中的几种范畴。另外,梵·迪克所提出的这一图式结构所依据的主要是以倒金字塔结构呈现的动态消息的结构特征,据此,我们在应用这一理论来分析长篇调查性报道文本时,就不能完全按图索骥。

3. 有关南平医患冲突事件报道的话语分析

对于南平医患冲突事件,三家媒体都采用了组合式报道的方式予以呈现。

2009 年 6 月 29 日,《中国青年报》刊出两条相关报道,稿件一题为

---

① 引自[荷]托伊恩·A·梵·迪克:《作为话语的新闻》,曾庆香译,华夏出版社 2003年版,第 57 页。

《南平"医闹"事件是是非非》，稿件二题为《医患都需重塑形象》。其中稿件一为长篇调查性报道，旨在详细呈现事件的全过程，稿件二则为专家学者对事件的解读，可视为口头回应。

2009年7月6日，《中国新闻周刊》刊出三篇相关稿件，稿件一题为《福建南平医生静坐事件调查：恐怖委屈一朝爆发》，稿件二题为《南平：医疗生态样本》，稿件三题为《医闹张狂，如何问责》。其中稿件一为长篇调查性报道，旨在还原事件过程，稿件二为相关人士对事件的口头回应，稿件三为医生专业网站对事件发表的专门评论文章。

2009年6月25日，《东南快报》在A7版刊出两条相关稿件，稿件一题为《医生被逼向死者遗体下跪》，属于长消息，是对事件过程的记录和描述，稿件二题为《谁都不该成为弱者》，为该报评论员所写的对事件的评论文章。

与梵·迪克的假设性新闻图式结构不同，对于这起震惊全国的医患冲突事件，三家报刊并非采用单篇动态消息的方式，而是采用了"报道＋评论"的模式予以呈现。梵·迪克新闻图式结构中的评价部分被独立出来，成为单独的稿件，从而实现事实与意见的分开。细加考察，三家报刊的报道主稿又有两种不同的结构。

《东南快报》的长消息《医生被逼向死者遗体下跪》采用了传统的消息结构，标题部分采用了引题、主题、副题俱全的三行题，标题下面的第一段为导语，对核心事实进行了概括。随后的主体部分依次报道了主要事件及其进程。

与《东南快报》不同，《中国青年报》和《中国新闻周刊》的报道主稿均采用了长篇调查性报道的形式，在标题方面，使用了单行题，报道内文也未采用倒金字塔结构，而是采用了按时间顺序叙事的纵式结构。

(1) 语义结构：主题与宏观结构。

通过上面的分析，我们了解了三家报刊各自所采用的文本语法结构。从整体上而言，采用的是"报道＋评论"的模式，但在作为主稿的报道中，其结构又有所区别。《东南快报》采用的是倒金字塔结构的长消息,设置了三行题,第一段为导语,报道正文又加了 4 个小标题。《中国青年报》与《中国新闻周刊》采用的是纵式结构的长篇调查性报道,没有导语,但在文中设置了小标题。

三家媒体均对事件过程进行了呈现,那么,其各自所呈现出来的事件图景是否一致? 如果不一致,又有何种区别?

这种呈现反映出记者对事件的认知,若以梵·迪克的理论来分析,属于主题和宏观结构。梵·迪克认为,在倒金字塔结构的新闻文本中,标题和导语一起概括了新闻文本的内容,表达了它的语义宏观结构。但纵式结构的长篇调查性报道,标题下方并无概括性的导语,那么其语义宏观结构又如何表达呢? 如上文所言,《中国青年报》与《中国新闻周刊》的报道均在文中设置了小标题,这些小标题即为文中的次级宏观命题,它们组合在一起即可推导出长篇报道的宏观结构与主题。

据此,我们接下来将对三家媒体报道的主题与宏观结构进行分析,解读三家媒体言论的主要观点,并探讨支撑其宏观结构的关键细节与事实,从而勾勒出它们各自所描绘的事件图景。

先来看三家媒体报道的标题:

"南平医闹"事件报道标题统计

媒　体	标　题	小　标　题
《中国青年报》2009 年 6 月 29 日	南平"医闹"事件是是非非	分歧
		交锋
		协议
		上访
		尾声
	医患都需重塑形象	无
《中国新闻周刊》2009 年 7 月 6 日第 24 期	福建南平医生静坐事件调查:恐怖委屈一朝爆发	杨俊斌之死
		医生被扣
		胁迫和打人

续　表

媒　体	标　题	小　标　题
《中国新闻周刊》2009年7月6日第24期	福建南平医生静坐事件调查：恐怖委屈一朝爆发	援救战役的三次对冲
		冲突升级中的谈判
		自发的静坐示威
		尾声
	南平：医疗生态样本	要闹，不要鉴定
		医闹在升级
		地方政府的苦衷
	医闹张狂，如何问责（评论）	无
《东南快报》2009年6月25日	南平一起医患纠纷引发冲突，多名医护人员受伤，两名还成人质(引题)**医生被逼向死者遗体下跪(主题)**省委常委、副省长陈桦针对这起事件作出批示，南平市政府研究对医患纠纷和医闹行为进行专项整治(副题)	死者家属聚集到医院,两名医生成"人质"
		院方人员救出被扣医生,一名医生被砍6刀
		目前诊疗活动恢复正常,医护人员强烈要求严惩医闹
		南平市召开主题会议,将在全市范围内开展专项整治活动
	谁都不该成为弱者（评论）	无

●《中国青年报》：一起医患双方均有责任的冲突

《中国青年报》的主稿题为《南平"医闹"事件是是非非》，正文依次设置了以下5个小标题：分歧、交锋、协议、上访、尾声。从主标题与小标题所使用的词汇来看，当中并无具有感情色彩与立场偏向的形容词或是副词，皆为陈述性的名词。

第一部分"分歧"报道了冲突的由来、双方分歧之所在、双方发生的首轮冲突。进一步察看其核心事实，则可发现：杨厝村患者杨俊斌被送入南平市第一医院做手术，术后突然感到腰痛难忍，为了止疼，医生给杨俊斌使用了安痛宁,不见减轻,又打了杜冷丁。不久,杨俊斌死亡。对于患者死亡原因及所应承担的责任,患者家属与医院发生严重分歧。医院希望通过医疗事故鉴定来裁定医院是否存在过错,并视过错的责任程度确定赔偿额度。患者家属不相信医疗事故鉴定程序,认为责任在医院,要求医院给予数十万元赔偿。双方谈判破裂,从而出现了第一轮肢体冲突:患者家属在医院门前设置灵堂,摆设花圈,阻塞通道,打砸医院物品,扣留医生。

第二部分"交锋"报道了医患双方的第二轮打斗。年轻的医生们召集同事、实习生向患方发起冲锋,欲从患方手中救出被扣留的医生胡言雨与张旭。冲突规模升级,双方皆有受伤。医生被救回后,患者家属组织了更多的村民并携带刀械等上街阻拦交通。

第三部分"协议"。在事件进一步升级的关头,市政府派出了处置突发医疗纠纷事件临时小组,由政法委书记胡祖林和分管副市长何三保带队。临时小组赶到后,采取如下措施:鉴于再不尽快解决此恶性纠纷,可能引发更大的社会群体性事件的情况,要求第一医院立即支付杨家 21 万元,并退还死者家属所交的全部医疗费用 6 000 元。在临时小组的主导下,6 月 22 日凌晨 1 时,医患双方签订协议书。

第四部分"上访"。不少医生对医院在更权威的调查结果出来之前妥协赔钱表示不解,心中感到恐惧和委屈。6 月 23 日早上 7 时 30 分,第一医院 80 余名年轻医生穿着白大褂到市政府门前静坐请愿,在政府和医院的努力下,当天下午,上访人员散去。

第五部分"尾声"报道了事件的影响和余波:由于医闹事件,已和医院签订就业意向的 10 多名硕士生来电表示担忧,3 人明确表示不来医院就职;杨厝村的杨纯楷到第一医院看病遭拒。

与长篇调查性报道一同刊出的另一篇稿件《医患都需重塑形象》,为专家权威人士受访对事件所发表的评论。

专家一的主要观点是:不同意医闹的做法,但他也觉得,当前合法的医患纠纷解决渠道有问题。"医闹"事件反映出,现有的医患纠纷解决渠道已经坏死,根本起不到解决矛盾的作用,必须尽快找到医患双方都认可的新办法。一方面要改革当前的医疗纠纷处理机制,使之更加便捷、高效、低成本;另一方面也要尽快完善医疗责任保险,从而为管理医疗风险、缓解医患矛盾、解决医患纠纷提供新的途径。

专家二的主要观点是:如果政府不能切实负起责任来,建立合理、有序的规则,明确三方责任以及发生矛盾后各自的行为规范,那么恶性事件必然"按下葫芦浮起瓢"。

总而言之,患者、医院、政府三方在事件中均有责任,均需要重塑形象。

●《中国新闻周刊》:受到恐吓内心委屈的医生在市政府门前静坐

《中国新闻周刊》的主稿同为长篇调查性报道,题为《福建南平医生静坐事件调查:恐怖委屈一朝爆发》,文内设置了以下 7 个小标题:杨俊斌之死、医生被扣、胁迫和打人、援救战役的三次对冲、冲突升级中的谈判、自发的静坐示威、尾声。对照《中国青年报》的主标题,《中国新闻周刊》的主标题中背后的行为主体是医生,并暗示了事件的归因:医生受到委屈,内心恐惧,因而静坐。也就是说,其叙述的主要事件是医生静坐的行为,行为背后的原因是受到委屈,内心恐惧。

第一部分"杨俊斌之死"叙述了患者杨俊斌入院后医院对其进行治疗的过程,及后来的意外死亡。文中对杨的死因采用了一个解释:"在杨俊斌家属手中的、已被封存的病例中,记载着市一医院医生曾两次询问杨俊斌是否有心脏病,都得到否定回答。"也就是说,由于家属未准确回答患者有心脏病,致使医院采用了手术治疗,从而导致患者死亡,可见,患者身亡责任主要在于家属。

第二部分"医生被扣"记录了双方的第一轮冲突,家属扣留了主刀医生胡言雨和另一名医生张旭。

第三部分"胁迫和打人",其行为主体为患者家属,主要内容是患者家属胁迫医生向尸体下跪,打医生。当中有这样的细节:

①　一进病房,死者家属就要胡言雨把脸贴在尸体的脸上。

② 9 时 20 分,两名穿短袖的长发中年妇女,冲进 14 楼泌尿科护理站,举起椅子、电话机、花盆等物品,砸向工作台内的空地上,一边砸一边大骂,护理台四周围站满了人。

③ 14 层重症病房内,知道"谈崩"的家属拉着胡言雨,要他给尸体下跪。

④ 随后,家属拖拽张旭要他下跪,张旭不肯。家属又要求他坐在床边抚摸尸体,张旭仍不肯。

⑤ 一名耳朵上长着血痣(有人描述是肉瘤)的青年,被很多医生认为是组织者,是传说中的"职业医闹",因为此前有一次发生在市一医院的医患纠纷,也有他的身影。

第四部分"援救战役的三次对冲"叙述了医生为救回被患者家属扣留的同事而发起的三次冲锋的过程,双方发生激烈的肢体冲突,均有受伤。有些细节非常关键:

① 14 层楼梯口,医生和家属遭遇,双方开始对骂,扔东西,一时间烟灰缸、垃圾桶、凳子飞来飞去。

② 王世平看见"血痣青年"跑下楼。"我不认识,有同事说这个就是专业医闹,每次都有他,他耳朵上有记号。"

这一部分对现场冲突的情景描述较为全面,有关"血痣青年"的细节承接上一部分,暗示专业医闹介入了此次冲突。

第五部分"冲突升级中的谈判"记录了冲突升级的过程。在医生解救同事成功后,患者不满,召集了 100 多人赶到医院,事态进一步升级。在此情形下,政府授意医院接受 25 万人民币以内的赔偿,院方与死者家属签订书面协议。

在此部分的描述中,多个细节指向患者家属一方的残暴:

① 延平公安分局通报称,死者亲属情绪异常激动,强行冲开民警组成的人墙,进入住院部大厅,殴打与其争执的院方人员,其中两三名死者亲属还手持木棍对院方人员进行殴打。

② "背上有很明显的淤痕,小腿到处是擦伤,头皮也裂了。背

上肯定是小刀伤,因为口子小、深。大腿上的一道伤非常齐。腰上的刀伤很深,已经捅到骨头了。运气不好捅到脊髓,就截瘫了。"一位不愿透露姓名的医生说,恢复知觉后,余修会一直问,手有没有断。

③ 在延平警方的通报中,这次来了大约180人,"情绪异常激动,辱骂在场领导、民警和院方,集体冲进医院行政楼,现场民警阻止村民冲击协商会场,同样遭到冲击,其中一名民警背部受伤"。

第六部分"自发的静坐示威"呈现医生到市政府门前静坐请愿的情景。多个细节读来饶有意味:

① "此次事件就像是一根导火索,引发了医务人员积压在心中多年的恐惧和委屈,他们认为,如果政府再不采取积极的行动,受伤医生的今天就是他们的明天。"

② 中午,聚集在市政府门口的医护人员增加到四五百人。南平市人民医院、仁爱医院、延平医院部分院方人员,获悉情况后也主动前往市政府声援上访,并打出两条分别写有"严惩凶手,打击医闹"、"维护正常医疗秩序"的白布黑字横幅。

③ 附近围观群众甚至主动买来矿泉水,送到这些白大褂的手中。

上述细节可归纳出以下结论:医生的静坐示威实乃长期积怨所致,其行动得到了同行的支持和群众的理解。

第七部分"尾声"呈现事件所带来的一些直接影响:医生感到屈辱;因为安全受到威胁,多名医生递交请假报告,一些原来准备来该院工作的医生改变了念头;杨厝村一名患者到该院就医遭到婉拒。

《中国新闻周刊》刊发的第二条稿题为《南平:医疗生态样本》,该文为第三方人士受访发表对此事的口头评论。文内三个小标题为:要闹,不要鉴定;医闹在升级;地方政府的苦衷。文章对医患冲突的日益严重给出了三个原因:

第一,自1998年起,在南平出现了这样的惯例:死者家属只要闹,就有钱,不管鉴定结果如何。

第二,医院主动采取息事宁人的态度、花钱买平安、满足患者一些无理要求,甚至是敲诈的违法要求,在一定程度上助长了医疗纠纷数量增加。

第三,包括"南平医闹"事件在内,很多医疗纠纷引发的群体性事件,公安机关执法都缺乏力度。公安人员到场后,往往只能是维护秩序,对明确违反相关法律法规的行为未能及时依法处理,一定程度助长了"医闹"的气焰。

《中国新闻周刊》刊发的第三条稿题为《医闹张狂,如何问责》,其核心观点是:在福建南平"6·21医闹事件"中,地方政府的不作为和胡作为导致公法偏废,潜规则泛滥,其实就是目前医闹流行的最根本原因。

● 《东南快报》:医闹致医生受害,地方政府采取有力措施平息事件

与上述两份报纸不同,《东南快报》的主稿是一篇标准的倒金字塔结构的消息。依据梵·迪克的理论,我们可以通过该消息的标题与导语,得知其主题和宏观结构。该消息采用了三行题的形式,具体内容如下:

南平一起医患纠纷引发冲突,多名医护人员受伤,两名还成人质(引题)

医生被逼向死者遗体下跪(主题)

省委常委、副省长陈桦针对这起事件作出批示,南平市政府研究对医患纠纷和医闹行为进行专项整治(副题)

该消息的第一段为导语,具体内容如下:

6月21日零时15分,肾病患者杨俊斌在南平市第一医院泌尿外科接受手术后死亡。死者家属与医院的纠纷由此产生,并且迅速升级:医院医护人员和死者家属发生激烈冲突,多名医护人员被打伤,受伤最重的医生被砍了6刀。而死者家属中也有人在冲突过程中受伤,其中包括死者的亲哥哥。其后,多所医院医生聚

集在市政府门前要求"保护",使事件的性质又发生了变化。

接下来的报道正文设置了4个小标题,分别是:

死者家属聚集到医院,两名医生成"人质"

院方人员救出被扣医生,一名医生被砍6刀

目前诊疗活动恢复正常,医护人员强烈要求严惩医闹

南平市召开主题会议,将在全市范围内开展专项整治活动

通过标题与导语,已可获知新闻事件的最主要信息,包括新闻的五要素,即时间、地点、人物、事件、原因,包括最新的进展。

新闻的主标题强调了一个情节:医生被逼向死者遗体下跪。这一情节发生的情境是:南平一起医患纠纷所引发的医患冲突,由新闻的主标题可以看出,报道所强调的是医生作为事件受害者所遭受的屈辱。在正文的4个小标题中,医生也是以被动的受害主体身份出现的。第一个小标题强调了医生"成"人质,第二个小标题则是医生"被扣"、"被砍"。正因为前文强调了医护人员作为受害者的身份,因而才逻辑地引出第三个小标题:医护人员要求严惩医闹。最后一个部分,则主要强调了地方政府针对事件所采取的相应整治措施。

综上所述,我们可以发现,《东南快报》的主稿所呈现的主题是:死者家属闹事,致使医生受害,医生要求严惩医闹,当地政府采取有力行动。

在同一个版面上,《东南快报》配发了一篇对该事件的短评,题为《谁都不该成为弱者》,该文的核心观点是:近几年,"医闹事件"开始频发。许多患者宁可选择到医院"闹事"、"搞臭医院",用这种极端的方式,获得快捷的赔偿。在法治社会,患者应当用合法的渠道去表达自己的诉求。不管怎样,用"医闹"等既不明智更不合法的手段解决纠纷,只会让"纠纷"升级。也就是说,其评论与报道的立场是一致的,主要是将事件归因于患方的医闹,并批评"医闹"既不明智更不合法,只会导致事件的升级。

与前两家媒体不同,《东南快报》对于政府相关部门的表现多为正面报道,呈现其采取了何种积极的措施等等,没有负面的信息。联系其作为一家地方媒体的性质,此种表现也就不难理解了。

（2）消息来源分析。

在对新闻文本进行研究时，消息来源向来是一个重要的分析维度。消息来源是新闻素材的提供者，其所提供的素材的准确程度，在很大程度上决定着新闻报道的准确性。消息来源有个体与机构之分，作为个体或机构的消息来源有着各自的利益与立场，其接触记者时也有着自身的动机。对于事件的陈述，消息来源可能出现某种偏差，这种偏差或许是无意的，如自身对事件认知和记忆的局限性，也有可能是有意的，如期望通过选择性呈现来左右报道的走向，以达到自身的某种目的。

另一方面，记者与消息来源的接触也受到主客观条件的限制，往往不能完全如愿，接触到报道所需要的全部消息来源。而在新闻文本的生产环节，记者对于消息来源所提供的素材也是有选择性的。因而，分析新闻文本中的消息来源，有助于发现报道的框架或是偏向。

对于作为典型的争议性事件的医患纠纷而言，消息来源可分为当事双方，即医方和患方，还有当事者之外的第三方，包括政府相关部门、专家学者等权威人士、其他社会人士等。接下来，我们就来分析三家媒体所采纳的消息来源，具体情况见下表：

"南平医闹"事件消息来源统计

媒体	医　　　方	患　　方	第　三　方
《中国青年报》	一个青年医生； 一名实习生； 一名医生	患者杨俊斌的弟弟杨俊笃； 杨厝村村长杨纯恩； 杨俊斌的儿子	中国协和医科大学校长助理袁钟； 中国政法大学教授卓小勤
《中国新闻周刊》	市一医院方面； 南平市第一医院泌尿外科主任、主刀医生胡言雨； 医务科科长邱磷安； 南平市第一医院医生王世平（化名）；	杨厝村村主任杨仁情	延平区公安分局局长程建明； 延平区公安分局副局长宋建喜； 一位参加任务的警察；

媒体	医　方	患　方	第　三　方
《中国新闻周刊》	南平市第一医院医生余修会； 一位不愿透露姓名的医生； 一位参与静坐的医生； 一位在场的医生； 市第一医院医生吴杰(化名)； 南平市人民医院党委副书记、办公室主任王军平		南平市卫生局副局长蔡钟沐； 南平第一家大型民营医院仁爱医院的董事长郑宝萍
《东南快报》	泌尿外科主治医师张旭； 南平第一医院宣传科的魏科长； 一个右手掌还缠着绷带的医护人员		一位目击者； 南平市公安局延平公安分局办公室谢主任

分析：由上表可知，《中国青年报》的报道中，有8个消息来源，其中医方与患方各3人，患方消息来源有明确的具名，分别是患者杨俊斌的弟弟杨俊笃、杨厝村村长杨纯恩、杨俊斌的儿子。医方消息来源则未具名，而以下列方式出现："一个青年医生"、"一名实习生"、"一名医生"。作为第三方的消息来源则是两位专家：一位是中国协和医科大学校长助理袁钟，另一位是中国政法大学教授卓小勤。

在《中国新闻周刊》的报道中，共有消息来源16人，其中医方有10人，患方有1人，第三方有5人。

在《东南快报》的报道中，共有消息来源5人，其中医方有3人，第三方有2人，没有患方消息来源。

从消息来源的分布情况来看，《中国青年报》较为均衡，医患双方消息来源数量均等，且由作为第三方的专家学者对事件进行口头评论。不过，需要指出的是，在该报的报道文本中，医方消息来源均为匿名。《中国新闻周刊》与《东南快报》的消息来源分布呈现严重失衡，前者医患双方消息来源数量之比是10∶1，后者医患双方消息来源之比是3∶0。

对于争议性事件的报道，媒体如欲做到客观报道事件的过程与真相，必须从当事双方、中立方三个不同的角度对事件进行聚焦与呈现，否则，就可能出现偏向。根据以上对三家媒体消息来源分布状况的分析，《中国青年报》较好地遵守了这一原则，而《中国新闻周刊》与《东南快报》则出现了明显的偏向，因而其对事实的反映与归因也就难以避免地表现出医方立场。

（3）总结。

透过这一典型个案的分析，我们发现，对于同一起医患纠纷事件的报道，不同的媒体采纳了不同的框架，选择了不同的话语主体，进而呈现出不一样的图景，对于事件的归因也有明显的差别，并出现了一定程度的偏向。在本案例中，《中国新闻周刊》与《东南快报》皆有偏向医方的表现，其背后原因尚未可知。或许当中有偶然的成分，或许因为医方作为社会机构，比之患方拥有更多的社会资源，更为媒体所信赖，在日常的报道中，媒体对其也有更多的依赖。当然，也有不少媒体在从事医患纠纷报道时呈现民粹主义的倾向，偏向患方，以患方的悲情和弱势来博得受众的同情。

无论是偏向医方还是偏向患方，均不足取。媒体的报道理应遵守专业准则与操作要领，站在中立的位置，获取各方的说法，全面呈现事件的真相。

第四节　激　辩　医　改

一、媒体与公共政策：文献回顾与理论视角

本章，我们要讨论的是媒体有关医疗体制改革的报道，当中涉及媒体与公共政策这一理论问题。那么，在当代中国社会转型期，媒体在政府政策过程中起到何种作用？媒体如何报道医疗体制改革问题？如何表达民意？媒体的相关报道是否以及如何影响到了政府的政策过程？换句话说，在有关医疗体制改革这一公共议题上，媒体、公众与政府三

者之间如何互动？

在当今媒介化社会，媒体与公共政策的关系日益受到学界的重视，相关研究成果也越来越多。

学者陈堂发对传媒在政府政策过程中的作用进行了全面深入的理论探讨。他认为，传媒对政府政策过程的影响主要以舆论形式发挥，贯穿于政策行为的整个环节：从传媒设置"问题"议程与引发舆论，促使政府关注此问题开始，到传媒为社会民众尽可能提供利益表达机会以完善政策方案的制定，到媒体对政策精神与方案的宣达与解释，再到对政策实际执行情况的监督与指导、政策绩效的客观评析与建议等。

陈堂发依据政策过程的先后顺序，依次探讨了媒体在确立政策议题——政策制定——政策执行三个阶段的具体影响（这些内容我们在后文相应部分还会展开论述）[1]。

学者李艳红描述和分析了 20 世纪 90 年代末期以来由传媒参与、促进公共政策议程的两个报道个案（一为"收容遣送议题"，主要围绕以"农民工"作为主要收容对象的城市收容遣送制度及其衍生的收容遣送行为展开报道。另一个则是以 2005 年被发现的圆明园防渗事件为由头，引发的关于圆明园环境保护决策的相关报道），探讨大众传媒与公共政策之间的关系。研究发现，在这两个个案中，社会表达得以实现，促成了公共商议，并导致了政府对商议基础上形成的民意的政策回应。对于这一过程，作者进一步给出了理论诠释——新闻传媒的能动性及其所立基的基本价值立场是上述过程得以发生的关键，其能动性必须放在当代中国传媒的市场化、新闻专业文化的生成以及作为消息来源的"社会"的生成和活跃当中去理解。通过分析传媒能动性的来源，也讨论了当代中国传媒参与商议民主的现实，及其在当代中国社会条件下持续存在的可能性[2]。

---

① 陈堂发：《新闻媒体与微观政治》，复旦大学出版社 2008 年版，第 7 页。
② 李艳红：《大众传媒、社会表达与商议民主——两个个案分析》，《开放时代》2006 年第 6 期。

学者王绍光研究了当代中国公共议程设置的模式，依据议程提出者的身份与民众参与的程度区分出六种政策议程设置的模式——关门模式、动员模式、内参模式、借力模式、上书模式、外压模式。王绍光重点讨论了这六种模式在中国的实现形式和发展趋势，借此考察中国政治制度的深刻变迁。值得关注的是，在探讨借力模式时，王绍光即以医疗体制改革议程的设置作为典型案例。

他认为，借力模式的特点在于：政府智囊们决定将自己的建议公之于众，希望借助舆论的压力，扫除决策者接受自己建议的障碍。2005年，有关医疗体制改革的公共议程的确立即体现了这一模式的特点。2005年春，国务院发展研究中心社会发展部和世界卫生组织"中国医疗卫生体制改革"合作课题组发表了多篇研究报告，发现中国医改不成功，起初这些报告刊登在内部刊物上，并未引起社会公众的广泛注意。2005年6月底，国务院发展研究中心社会发展部副部长葛延风在接受媒体采访时，向记者透露了总报告的内容。经媒体报道后，有关医疗体制改革的报道和讨论成为媒体焦点和热点公共议题，该课题组所持的"医改不成功"的结论也为大众普遍接受①。

与本章研究课题有最直接关系的是复旦大学新闻学院章平老师的研究。章平将大众传媒视作话语凝聚机制，引入商议性民主理论、议程设置理论、框架理论，选取《人民日报》等四家报纸的报道文本，结合实地调查和深度访谈，针对2005年6月至2006年10月间报纸上有关医疗体制改革的报道文本进行考察，探究基于大众传媒的商议性民主在急剧转型的当代中国社会如何可能，以及它在特定历史时空中所呈现出来的复杂形态与特征。同时讲述了大众传媒在"他治性"的场域中，实现政治参与的掣肘与突破。

研究发现，在公共商议过程中，四家报纸对公共商议的参与程度不同，形成不同的报道框架，在议题设置上相互呼应，为不同利益群体提

---

① 王绍光：《中国公共政策议程设置的模式》，《开放时代》2006年第5期。

供了表达、表演的空间和机会。社会公众的能动作用不容忽略,他们主动建构议题,部分颠覆官方话语权的垄断,甚至出现消息来源的"路径依赖"现象。然而,在公共商讨中,医疗机构以及医务人员却成为看客。医务人员在大众传媒表演舞台上的失语,不仅表现在他们没有成为新闻报道的主角,更表现为新闻媒体"劫医济患"式报道框架对这一群体形象的扭曲。

在考察报道文本特征的基础上,章平总结出社会转型期中国公共商议的特征:以大众传媒为中介的公共商议的生成具有一定的偶发性和必然性,它取决于政治管控的可能空间与约束、市场化的解放与抑制、新闻从业者对其职业角色的理解等因素。以大众传媒为中介的商议性民主实质上是在国家公权约制范围之内而展开的,表现为零散和局部的特征[①]。

综上所述,对于媒体在公共政策过程中的作用,学界已有不少的研究成果,既有系统全面的理论探讨,也有围绕传媒、社会表达与公共政策的个案研究,更有学者直接针对医疗体制改革展开的个案研究。这些研究引入了政治学和传播学的相关理论和概念,如政策过程、商议民主、议程设置、框架等,从而为本章的研究提供了可借鉴的理论资源和研究方法。

在本章中,笔者将引用陈堂发教授有关传媒在政府政策过程中的作用的理论框架,借鉴章平等人的研究方法,选取《中国青年报》、《经济观察报》、《人民日报》、《南方周末》四家报纸,以四家媒体在 2005 年 6 月 1 日至 2006 年 10 月 31 日期间有关医疗体制改革的报道文本作为直接的考察对象,探讨传媒如何发挥议程设置与民意表达的功能,进而对政策过程产生了何种影响。

关于样本选择,理由如下:选择《中国青年报》等四家报纸是基于

---

① 章平:《大众传媒上的公共商议——对医疗体制改革路径转型期间报道的个案研究》,复旦大学 2009 年博士学位论文。

其所具有的代表性。众所周知,《中国青年报》与《经济观察报》是有关医改路径报道和辩论的主阵地,不仅报道量大,而且分别成为政府主导派和市场主导派的意见平台,较为充分地反映了社会各方有关医改路径的不同意见,产生了巨大的社会影响,在激辩医改的进程中扮演了领唱者的角色;《人民日报》是中共中央机关报,历来被视为政府权威声音的发布平台;《南方周末》是中国影响力最大的周报,以坚守新闻专业主义、维护社会公平与正义为办报宗旨,在知识界有广泛的影响力。鉴于以上理由,上述四家报纸能较为充分地代表媒体在医疗体制改革中的表现。

选择 2005 年 6 月 1 日至 2006 年 10 月 31 日这一时段,是因为相关报道与辩论起于 2005 年 6 月《中国青年报》一篇有关中国医改悄然转向的报道,并于次年 10 月由于中央领导的定调而暂告一段落。

二、四家报纸有关医疗体制改革的整体报道状况

在报道文本检索方面,采用了两种不同的方法:对于《中国青年报》,直接在中青在线网站检索,时间段为 2005 年 6 月 1 日至 2006 年 10 月 31 日,分别以"医改"和"医疗体制"为关键词进行检索。

由于其他三份报纸自身的网站并无与《中国青年报》类似的文献检索功能,笔者应用了中国知网的检索功能,即在中国知网——中国重要报纸文献数据库,时间段为 2005 年 6 月 1 日至 2006 年 10 月 31 日,分别以"医改"和"医疗体制"为主题词进行检索。

检索结果如下:

《中国青年报》:关键词为"医改",共有 42 篇文章。关键词为"医疗体制",共有 4 篇文章。两项相加,共有 46 篇文章,其中,评论 16 篇,报道 30 篇。

《经济观察报》:以"医改"为主题词,找到文章 19 篇。以"医疗体制"为主题词,找到文章 3 篇。两项相加,共有 22 篇,其中,评论 8 篇,报道 14 篇。

《人民日报》：以"医改"为主题词，找到文章 9 篇。以"医疗体制"为主题词，找到文章 3 篇。两项相加，共有 12 篇，其中，评论 5 篇，报道 7 篇。

《南方周末》：以"医改"为主题词，找到文章 7 篇。以"医疗体制"为主题词，找到文章 0 篇。在 7 篇文章中，有评论 3 篇，报道 4 篇。

三、建构政策问题

在建构政策问题方面，大众传媒可以发挥何种功效？在具体的报道操作上，媒体如何建构政策问题？

对此，陈堂发教授有深入研究。他认为，大众传媒因其自身的属性而具有提请政府注意公共问题并建构政策议程的特别功效，这种功效具体表现在三个方面：其一，新闻报道可以把问题有选择地呈现在公众面前。其二，新闻报道可以将问题应该得到重视的范围扩大。其三，新闻报道通过一些策略如内容取舍、篇幅与位置、细节与情感基调等，强调一些属性和弱化、回避另一些属性，影响决策者对这些属性的重要性的认识。就报道手法或手段而言，大众传媒可以通过"不作为"的常规报道手段和"有所作为"的非常规报道手段促成社会问题显性化，"发酵"公众舆论，达到建构政策问题的目标[1]。

也就是说，媒体对世界的呈现是有选择的，任何一家媒体、在任何时候都不可能如镜子一般将世界的图景予以完整的呈现，而只能选择部分社会事实予以呈现，其对世界的呈现是局部的、片段的。不仅如此，对于那些被选择出来进行报道的社会事实，媒体的处理又有轻重缓急之分。从媒体的运作来看，至少存在双重把关，第一重把关将欲报道的事实选择出来，第二重把关则是在欲报道的事实中区分出不同的重视程度，并给予不同的处理方式。正是通过这样的路径，媒体为我们描绘了世界的图景，建构了拟态环境，并将某些社会议题

---

[1]　陈堂发：《新闻媒体与微观政治》，复旦大学出版社 2008 年版，第 63—67 页。

从众多的议题中凸显出来，成为众所关注的社会焦点。假如某个社会问题成为媒体报道的重点对象，报道量增大，且通过各种手段予以突出处理，则有可能引发公众的关注，引发强大的社会舆论，进而对政府产生舆论压力，并进入政府的政策议程中。这样一个完整的过程即可视为媒体设定政策议程的过程，若细加考察，则可发现，媒体议程若要成为政策议程，需要媒体、公众与政府三者之间的良性互动。

基于以上的分析，我们接下来考察的问题是：针对医疗体制改革，媒体是如何进行议程设置的？其效果如何？

2005 年 6 月 20 日，《中国青年报》刊出了记者何磊采写的一篇报道，题为《我国医改悄然转舵？》。这篇报道以当时召开的全国民营医院管理年会为由头，报道了有关医改方向的新动态，当中最核心的信息就是下面这一段话：

> 记者从最近一期的《医院报》上看到，《市场化非医改方向》的文章在当天报纸头版头条刊登。文章说，卫生部政策法规司司长刘新明在近日举行的医院与医药企业峰会上指出，当前医疗服务市场上出现的"看病贵"、"看病难"等现象，根源在于我国医疗服务的社会公平性差、医疗资源配置效率低。
>
> 刘新明说，要解决这两个难题，主要靠政府，而不是让医疗体制改革走市场化的道路。

作为卫生部政策法规司司长的刘新明，其言论具有相当的权威性，在一定程度上代表了政府主管部门在医改方向这一重大问题上的意见。除了刘新明之外，该报道还引述了以下消息来源就医改方向发表的意见：哈佛大学卫生政策与管理系教授萧庆伦、北京大学中国经济研究中心副主任李玲教授、卫生部副部长马晓伟、广东省卫生厅副厅长廖新波。四位来自学界和官方的权威人士，无一例外都是主张政府主导的。

2005 年 6 月 26 日，《经济观察报》刊发邵颖波所写的述评，题为

《医疗改革从意识到责任还不够》。对于倾向于政府主导的官方表态，作者给出了这样的意见：

> 政府能够认定自己在医疗领域对国民有不可推卸的责任，这令人安慰。但另外一个担心又随之而来，医疗服务的社会公平性差、医疗资源配置效率低，是目前大家公认最急需解决的两个问题。第一个问题应该交给政府来解决，因为它有责任在所有领域保障社会公平性。但靠政府解决第二个问题——资源配置效率低，看起来就不大对劲了，我们有三十年计划经济的历史，我们知道它的结果。

可见，对于政府意识到自身在医改问题上的责任，作者予以了肯定，但是，对于政府能否解决好资源配置效率低的问题，作者则是持否定态度的。

2005 年 6 月 28 日，《瞭望新闻周刊》刊发张冉燃采写的专题报道，题为《医改"会诊"结论：从总体上讲，改革不成功》。编辑给这篇长文加上了这样的引言：

> 中国的医疗卫生体制改革煮成了"夹生饭"：患者不满意，医院不满意，政府不满意；富裕阶层不满意，中等收入阶层不满意，低收入阶层更不满意。"看病难、看病贵"，"因病致贫、因病返贫"，老百姓甚至将"医疗、教育、养老"三大支出喻为"新三座大山"。所有这些停留在浅层次的感受，如今又得到了相关部门研究成果的证实。
>
> 前不久，国务院发展研究中心和世界卫生组织"中国医疗卫生体制改革"合作课题组正式公布了课题报告，既在预料之中又出乎意料的是，报告对中国医疗卫生体制改革的基本评价是如此之低："从总体上讲，改革是不成功的。"

文章首次公开报道了葛延风任负责人的"中国医疗卫生体制改革"合作课题组的研究结论——中国医改从整体上讲是不成功的。这种不成功表现在，公平与效率两方面的问题都没有解决好，均呈下降趋势，患者、医院、政府各方均不满意。如何解决问题呢？课题组建议，政府应加大投入，并将医疗卫生需求划分为公共卫生、基本医疗和非基本医疗三个层次，并实施不同的保障方式。该文的受访者包括：上海第二医科大学管理学院院长蔡仁华教授、香港中文大学政治与公共行政系教授王绍光、中美大都会人寿的寿险规划师蔡剑晖（药学专业出身，在卫生圈里历练多年，结下不少知交好友）、国务院发展研究中心社会发展部和世界卫生组织北京代表处"中国医疗卫生体制改革"合作课题组负责人葛延风、课题组的石光、贡森。

2005 年 6 月 30 日，《中国新闻周刊》刊发杨中旭采写的长篇报道《中国医改思路出现重大转折》。该文并未提供新的动态信息，其主体内容是对卫生部政策法规司司长刘新明一周前表态的解读与回应。报道的主要受访者包括：香港中文大学政治与公共行政系教授王绍光，北京大学中国经济研究中心副主任、中国医疗体制改革课题组负责人李玲，《医院报》社长、中华医院管理学会民营分会秘书长赵淳等人。报道的着眼点在于分析现象背后的原因及其影响，即为何医改思路会出现转折？这种转折会带来何种影响？

2005 年 7 月 29 日，《中国青年报》就医改刊发一组特别报道，这组报道共 7 篇，题目分别是：《"中国医改不成功"》、《三大"药方"治医改病症》、《中国卫生系统染上"美国病"》、《"只是制度设计问题"》、《四个家庭的就医之痛》、《医生说，他们不平衡》、《数字》。

这组稿件可分为两大类：前面四篇稿件为第一类，主要报道国务院发展研究中心与世界卫生组织联合课题组的研究发现，包括研究报告的主要内容、对课题组负责人及其成员的专访等。后面三篇稿件为第二类，包括对患者的采访、对医生的采访、一组呈现我国医疗卫生事业突出问题的数字。第一类稿件是整组报道的主体，第二类报道是对第一类稿件的辅助性说明。全部报道的主旨就体现在了那篇主稿的标题上——中国医改不成功。

以上所述就是媒体建构医改政策议程的几个关键步骤。在此过程中,《中国青年报》设定了中国医改悄然转向的媒体议程,而《经济观察报》与《中国新闻周刊》则是这一问题的主要跟进者。《瞭望新闻周刊》最早报道了葛延风课题组的研究报告内容,提出了"中国医改不成功"的问题,但并未得到媒体与公众的广泛关注。《中国青年报》在一个月后就同一内容进行了放大和集中呈现,引发了广泛关注。尽管《瞭望新闻周刊》的报道早了一个多月,但引起广泛关注的却是《中国青年报》的报道。对于2005年医改思路的转向,有一篇文章进行了这样的总结:

> 2005年5月初,卫生部副部长马晓华又发表讲话,严厉批评了当前公立医疗机构公益性淡化、过分追求经济利益的倾向,并且着重强调:"应当坚持政府主导,引入市场机制。产权制度改革,不是医疗制度改革的主要途径,我们决不主张民进国退。"2005年5月24日,卫生部下属的《医院报》头版头条刊出了刘新明的一次最新讲话,其标题特别醒目——《市场化非医改方向》。

> 但这一开始并没有引起社会各界的足够重视。在许多人看来,这不过又是卫生部以往有关医改方向争论的延续。

> 真正引起轩然大波的是两个新闻。一个是《中国青年报》2005年7月29日刊出报道,披露了国务院发展研究中心《中国医疗卫生体制改革》课题组研究报告的主要内容。这个由发展研究中心社会发展研究部副部长葛延风领衔起草的研究报告,最引人注目的是其一个结论——"我国医改基本不成功"。而此后不久,新华社又公开发表了卫生部部长高强7月1日在形势报告会上所做的《发展医疗卫生事业,为构建社会主义和谐社会做贡献》专题报告的全文。这个报告也称此前的医改问题多多,不能算成功。

> 至此,医改风云突变已成定局。由此引发的激烈争论和大讨论,一直在持续升温。不过这已经属于另外一个话题了[①]。

---

① 黎燕珍:《中国医改:20年再回首》,《中国改革》2005年第10期。

　　另一个可以说明《"中国医改不成功"》一文影响的是,该报道在《南方周末》出版的特刊《致敬! 2005 中国传媒》中被列为年度公众服务优秀稿件,其致敬理由如下:

　　下半年,中国媒体对医疗、教育等问题,投入了更多的关注,并产生了一批有影响的作品。如《南方周末》关于 60 万西部代课教师的报道,原生态展现了一个被赋予教育后代责任的群体生存现实。不过,媒体讨论最为深入、民众反响最热烈的则应该是医疗体制改革。

　　"中国医疗体制改革基本不成功",此句并无刺目词汇的话语却足够让人触目惊心。这一长期存在于人们感知之中却一直未得到权威证明的实话,经《中国青年报》借权威人士之口公之于众,其社会意义不言而喻。

　　医疗保障是现代国家之于公众的基本义务之一。"医改"对百姓的重要性人所共知,曾有官员将"医改"与土地革命相提并论。《中国青年报》能够旗帜鲜明地亮出观点,将目光聚焦"医改",无疑反映了中国最广大民众的切身利益。"医改"历经 20 年好似一场宿醉,然而终究还需清醒面对事实。《中国青年报》对医改的报道,没有选择主观苛责,而是力图客观展现"医改"症结,深入探讨其不成功的原因,并试图提出对策。该报道刊出后被多家媒体引用,形成全国性的关注热点①。

在《中国青年报》8 月 3 日所刊发的一篇后续报道中,我们也看到了《"中国医改不成功"》一文所产生的影响:

　　本报记者采写的《国务院研究机构最新报告说:"中国医改不成功"》一文于 7 月 29 日见报后,卫生部新闻处的电话几乎成了热线,媒体要求采访"医改问题"的传真也接连不断。"在新的方案出

---

① 《致敬! 2005 中国传媒》,《南方周末》2005 年 12 月 31 日。

台前,暂时不接受媒体采访。"卫生部新闻处如此答复①。

至此,有关医改方向的议题真正成为国内媒体追逐的焦点,并且传导到政府主管部门,从而引发媒体、公众与政府部门的共同关注。

四、政策论辩:围绕医疗体制改革的意见表达

2007 年,保障人民的知情权、参与权、表达权、监督权被写入党的十七大报告。在媒介化社会,传媒是公民参与公共事务的重要渠道。要使"四权"落到实处,中国传媒责无旁贷。具体到本章内容,医改的路径与方向、新医改方案的制定是涉及全体公民利益的社会公共事务,传媒必须发挥其作为民主机制的功能,为社会各阶层提供意见表达的平台,让不同利益群体展开观点交锋,使多元意见得以展现,并通过讨论达成社会共识,进而影响到公共政策的具体内容。

基于此,在这一部分我们要探讨的就是,在 2005 年到 2006 年间的医改大讨论中,媒体是如何发挥意见平台作用的? 是谁在发言? 他们说了什么? 产生了何种舆论影响力? 换句话说,在此番激辩医改的进程中,公民参与的广泛性如何? 讨论的质量如何? 最终又在多大程度上影响了医改的方向?

如前文所言,本章的考察以《中国青年报》等四份报纸 2005 年 6 月 1 日至 2006 年 10 月 31 日的报道文本为对象。报纸的新闻文本可分为评论与报道两大类,评论以提供意见信息为主,报道以提供事实信息为主。但在以提供事实为主要宗旨的报道中,尤其是深度报道中,意见与评价也是报道内容中不可或缺的组成部分。因而,我们将首先考察四报的言论,分析其言论主体的构成及主要观点,进而考察报道的消息来源构成,从而尽可能完整地呈现激辩医改过程中意见表达的全貌。

1. 言论——直接的意见表达

先来看《中国青年报》在此期间所发表的相关评论。

---

① 何磊:《卫生部正会同相关部委制定医改新方案》,《中国青年报》2005 年 8 月 3 日。

《中国青年报》评论一览表

时　间	标　题	作　者	主　要　观　点
2005 年 6 月 22 日	重新思考政府在医改中的作用	媒体人士 （邓聿文）	医改的根本问题还是市场经济的核心问题，即如何处理政府和市场的关系。
2005 年 8 月 2 日	从"杰弗逊困惑"看医改困局	媒体人士 （朱达志）	医疗服务必须由政府来发挥资源配置的主导作用。
2005 年 8 月 4 日	医改新方案请别再闭门造车	媒体人士 （郭之纯）	让医改新方案在公众的讨论声中产生，有助于医疗机构本身顺应民意。
2005 年 8 月 4 日	不成功的医改拷问公共财政精神	媒体人士 （杨耕身）	我们更加关注的是，"基本不成功"的糟糕局面所必然引发的对于政府有所缺损的公共财政精神的呼唤。
2005 年 8 月 5 日	医改要尊重弱者权利	媒体人士 （本报评论员）	医疗服务的公共产品性质，要求它必须能惠及绝大多数人，尤其是要保护弱势群体。
2005 年 8 月 9 日	反思医改之后期待教改自省	媒体人士 （杨耕身）	教育部门需要自省。
2005 年 8 月 11 日	医改反思了，教育呢？	时评人 （修仰峰）	教育需要反思。
2005 年 9 月 15 日	医改究竟还要失败几次？	时评人 （郭松民）	新医改方案的制定要对社会公开；要维护农民的利益。
2005 年 11 月 30 日	争论医改成功与否有什么不好	时评人、知名网友 （刘以宾）	医改成功与否的讨论有意义、有必要。
2005 年 12 月 5 日	从"天价住院费"看医改向何处去	时评人 （吕霜）	应废除以药养医，改变医院自我监管，改变患者的弱势地位。
2006 年 2 月 6 日	政府该为医改做些什么	北师大教授（顾昕）	政府在医疗体制改革中应该成为"规划者"或"资源配置者"。
2006 年 3 月 15 日	医改的关键不在钱	媒体人士 （于宗河）	在中国要不要提出"全民医保"的目标，不是钱的问题，而是是否真抓实干的问题。

续　表

时　间	标　题	作　者	主　要　观　点
2006 年 4 月 6 日	医疗体制改革不需要设立新机构	媒体人士 （盛大林）	反对李玲提出的"成立国家卫生健康委员会"的建议。
2006 年 6 月 27 日	不能戴着"有色眼镜"评价宿迁医改	普通民众 （雪里埋）	批评李玲领导的宿迁医改调查报告。
2006 年 9 月 22 日	"媒体炒作"医改新方案凸现公共信息不足	媒体人士 （莫林浩）	要求政府公开信息,并广泛征集民意。
2006 年 10 月 24 日	医改,不妨从拯救廉价药开始	时 评 人 （王旭东）	不妨从拯救廉价救命药开始,用"穷人经济学"原理来破解医改中的一些难题。

其间,《中国青年报》共发表评论 16 篇,评论作者分布如下：媒体人士 9 人,时评人 5 人,专家学者 1 人,普通民众 1 人。从言论主体的角度来看,《中国青年报》的表达者是以媒体评论员以及职业时评人为主体的,辅之以个别专家学者和普通民众。

在议题与观点方面,呈现以下内容及特征：

一是医改的方向与路径,如《重新思考政府在医改中的作用》、《从"杰弗逊困惑"看医改困局》、《医改要尊重弱者权利》、《从"天价住院费"看医改向何处去》、《医改,不妨从拯救廉价药开始》、《医改的关键不在钱》等文章均属此类。医改究竟该如何改？政府应在其中扮演何种角色？在宏观层面,北京师范大学社会发展与公共政策研究所教授、博士生导师顾昕提出："医治中国医疗改革失败的'药方'不是放弃市场化,而是走向'有管理的市场化'。"媒体人朱达志则提出,医疗服务必须由政府来发挥资源配置的主导作用。在微观层面,时评人吕霜提出,应废除以药养医,改变医院自我监管,改变患者的弱势地位。时评人王旭东提出,可从拯救廉价救命药开始,用"穷人经济学"原理来破解医改中的一些难题。

二是医改方案制定的程序，如《医改新方案请别再闭门造车》、《医改究竟还要失败几次?》、《"媒体炒作"医改新方案凸现公共信息不足》三篇文章即属此类。在这个问题上，评论者的意见较为一致，即呼吁政府公开信息，广泛采纳民意，使广大公民能够参与到医改方案的制定进程中。

三是如何评价宿迁医改，《不能戴着"有色眼镜"评价宿迁医改》一文的作者对李玲课题组发布的宿迁医改调查报告提出了批评，指其为戴着"有色眼镜"，有先入为主的成分。

四是由医改论及教育改革，《反思医改之后期待教改自省》、《医改反思了，教育呢?》两篇文章即属此类。

整体上来看，《中国青年报》发表的评论数量多，议题广泛，但言论主体以媒体人士和职业时评人为主，专家学者和普通民众的意见表达不够充分，在同一议题尤其是有关医改的路径与方向上也并未形成交锋。

接下来考察《经济观察报》所发表的评论。

《经济观察报》评论一览表

时 间	标 题	作 者	主 要 观 点
2005 年 8 月 15 日	要改革，但要渐进	本 报 评 论员	应实行渐进式改革，要有冷静和理性的讨论，充分表达公众意见。
2005 年 11 月 21 日	"有药无医"比"无药无医"更危险	本 报 评 论员	取消关键性药品的专利并非明智之举，反而可能酿成一场灾难。
2006 年 3 月 20 日	天价医药费损害他人吗?	北大教授 周其仁	问题的根子当然是"招待所"体制。
2006 年 7 月 17 日	也谈宿迁医改(上)	北大教授 周其仁	批评李玲课题组的报告先入为主。
2006 年 7 月 17 日	改造我们的学习	本 报 评 论员	批评有关宿迁医改的多份报告不注重研究历史与现状。
2006 年 7 月 24 日	也谈宿迁医改(下)	北大教授 周其仁	批评李玲课题组的报告先入为主。
2006 年 10 月 2 日	医改需要更广泛的公众参与	本 报 评 论员	医改要广泛吸收公众意见，让公众参与其中。

时　间	标　题	作　者	主　要　观　点
2006 年 10 月 30 日	"中医不姓中"的原因	北大教授周其仁	高度垄断、不当管制的国家医疗体制才是中医萎缩的原因。

考察时间段内,《经济观察报》发表评论文章共 8 篇。从评论主体来看,主要有两类,一为本报评论员,二为北大教授周其仁。没有来自普通公民的声音,在评论主体的多元化方面有着明显的缺失。

在议题与观点方面,呈现以下内容及特征:

一是如何评价宿迁医改,包括周其仁教授发表的两篇文章与该报评论员撰写的《改造我们的学习》。在这个问题上,三篇文章的观点非常一致,即批评李玲课题组的报告不严谨,有先入为主的成分。

二是有关医改的程序,包括本报评论员所写的两篇文章《要改革,但要渐进》与《医改需要更广泛的公众参与》,均强调要让公众广泛地参与到医改中来。

三是寻找医改进程中存在问题的原因,均将矛头指向政府垄断。

综观《经济观察报》的评论文章,可以发现其成为市场主导派的言论重地,旗帜鲜明地主张医改市场化。

我们再来考察作为中共中央机关报的《人民日报》在此期间的评论状况。

《人民日报》评论一览表

时　间	标　题	作　者	主　要　观　点
2005 年 6 月 22 日	医改不能迷失方向	媒体人士(本报记者白剑锋)	目前最紧要的一条,不是放手让医院在市场里龙腾虎跃,而是政府更好地发挥主导作用。
2005 年 7 月 28 日	医改应坚持政府主导	煤炭总医院院长王明晓	我国人口多、底子薄,国情不允许采取市场导向,政府主导、市场为辅将是一项合理的选择。

续　表

时　间	标　题	作　者	主　要　观　点
2006 年 2 月 27 日	靠什么约束医疗行为	媒体人士（曲哲涵）	需要从管理入手,加强医疗机构的内部制度建设(针对天价医疗费的评论)。
2006 年 7 月 14 日	医改需要民营参与	全国政协委员彭磷基	当前,我国医疗改革正处于关键时期,应利用各方面的医疗资源,进一步发挥民营医疗机构的作用,使更多的老百姓获得更大的实惠。
2006 年 10 月 11 日	何必陷入"模式之争"	媒体人士（本报记者白剑锋）	所谓"模式之争",其实是个伪命题,希望媒体不要盲目争论。

考察时间段内,《人民日报》发表评论文章 5 篇。从评论主体来看,包括媒体人士、医院管理人员和全国政协委员,没有普通民众所写的评论文章,在言论主体的多元性方面缺失明显。

在议题与观点方面,呈现如下内容及特征:

一是有关医改的路径与方向,该报记者与煤炭总医院院长王明晓所写的文章均论及这一问题,且意见一致——要坚持政府主导。

二是关于医改的具体操作,全国政协委员彭磷基呼吁要进一步发挥民营医疗机构的作用,媒体人士曲哲涵则提出要加强医疗机构的内部制度建设。

最后,我们来考察《南方周末》的评论。

《南方周末》评论一览表

时　间	标　题	作　者	主　要　观　点
2005 年 8 月 11 日	改革方案的路径选择:外脑与民意	媒体人士（朱达志）	探讨医改方案的制定程序与路径,强调借助外脑与广泛征集各界意见。

续　表

时　间	标　题	作　者	主　要　观　点
2005 年 8 月 11 日	"最好的医改"思路延伸	媒体人士 （毕舸）	最好的医疗改革，必定是让大多数民众掏钱看得起病，并且有比较完善的保障体系，足以支撑自身没钱看病的人能够看病。
2005 年 8 月 18 日	医改的死穴在哪?	媒体人士 （冀志罡）	行政垄断是医改的死穴。

考察时间段内，《南方周末》发表评论文章 3 篇，均由媒体人士写就，没有专家学者及普通民众所写的文章。

议题与观点如下：

医改方案的制定路径——借助外脑与广泛征集民意。

医改的目标——让大多数民众看得起病。

医改不成功的原因——行政垄断。

综合考察四报的评论文章，可以发现如下特征：

在评论主体方面，是以媒体人士、职业时评人为主，专家学者为辅，间有个别普通民众。对于医改这一涉及全民利益的公共政策和民生热点问题，四份报纸发表的普通民众评论仅有一篇，显示传统纸媒在对公共问题的讨论中，普通公民的参与度相当低，基本上是作为沉默的大多数而存在。

从议题分布来看，四家报纸评论文章所涉及的议题较为广泛，包括医改不成功的原因、医改方案制定的程序、医改在宏观方面的方向与路径、医改在微观方面的具体措施，回答了"问题是什么?——问题产生的原因何在?——如何解决问题"。

在观点的交锋方面，同一家媒体内部的多元性冲突表现不明显，如《经济观察报》是典型的市场主导派的阵地，而《中国青年报》与《人民日报》则主要是政府主导派的阵地，尽管两报也出现了个别批评政府主导派的声音，却远远不足以影响两份报纸的主旋律。

从大的媒体生态来看,不同媒体之间的立场差异则有效地形成了互补,使不同的观点得到了较为充分的表达,并形成了言论的激烈交锋。

总之,在围绕医改所展开的媒体讨论中,媒体人士、时评人、专家学者的多元意见得到了较为充分的表达,而普通民众的直接表达则付之阙如。假如我们将上述言论主体视为社会公共利益或者说是普通民众的代言人,则此次表达在一定程度上呈现出商议民主的特征,不失为公民参与公共政策制定的一种现实路径。

2. 报道——消息来源的构成

有关四报报道的消息来源构成的整体状况,请见下表:

四报报道消息来源分布一览表

报　纸	政府人士	医方人士	专家学者	患者及其他普通公民	消息来源总数	报道总条数
《中国青年报》	18	17	17	5	57	30
《经济观察报》	16	23	5	3	47	14
《人民日报》	4	6	1	3	14	7
《南方周末》	2	7	2	0	11	4
总　　计	40	53	25	11	129	55
比　　例	31%	41%	19.38%	8.53%	100%	

《中国青年报》在考察时间段内共发表报道 30 篇,引述的消息来源总数为 57 人。其中,政府人士 18 人、医方人士与专家学者各 17 人、患者及其他普通公民共 5 人。可见,该报相关报道以政府人士、医方人士和专家学者作为主要的消息来源,三方人士的构成基本平衡,但患者及其他普通公民的构成比例过低。

《经济观察报》在考察时间段内共发表报道 14 篇,引述的消息来源总数为 47 人。其中,政府人士 16 人、医方人士 23 人、专家学者 5 人、患者及其他普通公民共 3 人。可见该报报道以政府人士和医方人士作为消息来源的主体，尤其突出医方人士，专家学者、患者及其他普通公民的构成比例明显偏低。

《人民日报》在考察时间段内共发表报道 7 篇，引述的消息来源总数为 14 人。其中，政府人士 4 人、医方人士 6 人、专家学者 1 人、患者及其他普通公民共 3 人。可见，该报以政府人士和医方人士作为主要的消息来源，以普通公民和专家学者为辅，专家学者比例明显偏低。

《南方周末》在考察时间段内共发表报道 4 篇，引述的消息来源总数为 11 人。其中，政府人士 2 人、医方人士 7 人、专家学者 2 人、患者及其他普通公民 0 人。可见，该报报道以医方人士、政府人士、专家学者为消息来源，尤其突出医方人士的声音，没有患者及普通公民作为消息来源。

综合四报情况，在考察时间段内共发表相关报道 55 篇，引述的消息来源总数为 129 人，其中政府人士 40 人，占 31％；医方人士 53 人，占 41％；专家学者 25 人，占 19.38％；患者及普通公民 11 人，占 8.53％。

至此，我们可以发现，四报所发表的医改报道，在消息来源上存在结构性的偏向：以医方人士、政府人士为主要的消息来源，患者及普通公民构成显著偏低。

结合此前对四报评论的分析，可以得出如下结论：在激辩医改的一年多时间里，媒体人士、专家学者是直接的意见表达主体，医方人士、政府人士、专家学者是报道的主要消息来源，患者及普通公民无论是在直接言论表达中，还是在新闻报道的引述中，都处于结构性弱势地位。

五、政府定调——争辩戛然而止

2006 年 10 月 23 日，中共中央政治局召开第三十五次集体学习会议，学习内容是国外医疗卫生体制和中国医疗卫生事业发展。会上，北京大学中国经济研究中心副主任李玲教授、中华医学会副会长刘俊教授应邀作报告,进行主题发言。会上,胡锦涛强调,要坚持公共医疗卫生的公益性质,"强化政府责任,严格监督管理,建设覆盖城乡居民的基本卫生保健制度,为群众提供安全、有效、方便、价廉的公共卫生和基本医疗服务"[1]。

此次会议成为医改方向之争的终结者,政府为医改方向定调:政府主导成为未来医疗体制改革的基本方向。

2006年10月30日,《经济观察报》刊发报道,题为《政府主导基本定型 医改方向之争终结》,对会议内容进行了报道。医改方向之争就此暂时画上了句号。

六、结语

回顾媒体在2005年至2006年间有关医改方向之争的报道和辩论,媒体将医改问题成功地设置成公共议题,并为社会各方提供了意见表达的平台,以专家学者、媒体人士为主体的社会精英就医改方向展开了广泛而深入的论辩,不同意见得以呈现并展开交锋,但受制于表达能力的普通民众在作为传统媒体的报纸上并未发出有力的声音。在众说纷纭之际,政府最高层的会议成为争论的终结者,其选择也最终决定了公共政策的未来走向。

从理论上说,当不同利益集团对某一公共事务的意见呈现分歧之时,在各方意见得到充分表达之后,需要相互之间共同协商,寻找共识,并以社会共识为基础制定公共政策,以尽可能兼顾各自利益。而我们在激辩医改过程中看到的是,政府主导派与市场主导派均有较为充分的表达,各自针锋相对、势均力敌,双方的分歧表露充分,接下来需要的是求同存异,共同商议,寻找一个各方均能接受的方案。就在此时,政府出面,请政府主导派进入庙堂,并一锤定音,决定了公

---

① 参见张沉、唐君燕:《政府主导基本定型 医改方向之争终结》,《经济观察报》2006年10月30日。

共政策的方向。有关医改方向之争的过程及结局也就较为典型地体现了当代中国媒体与公共政策关系的特征——对于社会公共事务及公共政策,媒体可以展开较为充分的讨论,但如何形成社会共识,并使这种社会共识进入政策过程,成为公共政策的基础,则还需要建立和完善相应的机制。

第 三 章

医疗卫生报道的生产：
来自新闻工作者的声音

在前一章，我们以文本内容分析为主，重点探讨媒体对医疗卫生领域新闻事件与现象的文本呈现。在本章，我们将目光投向医疗卫生报道的生产过程，倾听新闻工作者的声音，探讨新闻人从事医疗卫生报道的理念、采制方式与过程。本章分两节，以《中国青年报》和央视《新闻调查》为主要考察对象，第一节主要从报道策划与组织的中观层面呈现医疗卫生报道的生产，第二节则以两则代表性的报道个案为对象，从微观层面呈现医疗卫生报道的产制过程及制约因素。

第一节　媒体机构的报道策划与组织

一、《中国青年报》：力求建设性与前瞻性的记录者

在医疗卫生报道领域，《中国青年报》（下文简称为中青报）是出色的议题发起者和报道引领者。

2005 年 6 月 20 日，该报刊发了记者何磊采写的一篇报道，题为《我国医改悄然转舵？》；2005 年 7 月 29 日，该报刊发由记者王俊秀采写的报道《"中国医改不成功"》。报道受到业界和学界的高度关注，引发了社会对市场化医改的反思，开启了有关医改方向和路径的全民大讨论。

随后，从 2005 年底开始，该报展开了有关医改模式的独立调查，对全国各地较有特色的医疗卫生改革试点进行采访调查，其中包括：以平价为特点的"新疆模式"、以公立医院私有化为特点的"宿迁模式"、以社区化为特点的"大庆模式"和以政府购买服务为特点的"无锡模式"。2006 年 6 月 22—23 日，《中国青年报》整版刊登了由著名公共卫生专家李玲教授主持的北京大学中国经济研究中心医疗卫生改革课题组完成的《江苏宿迁地区医改调研报告》[1]，由此引发了针对宿迁医改的大争论，将医改模式的讨论进一步推向深入。

中青报在医疗改革报道中的出色表现，也使其成为分析医疗报道生产的一个典型样本。接下来我们要探讨的是，作为一家全国发行的具有精英意识的综合性报纸，报社对于医疗卫生报道的生产有着何种理念？在具体操作过程中又是如何策划和组织报道的？带着这些问题，2009 年 8 月 11 日，笔者来到中青报社，采访了该报经济部主任董时。

1. 报道推出的社会背景

医改报道的发起和推进有着特定的背景与契机，对此董时是这样表述的：

> 2005 年中国改革进入深水区，中国老百姓开始关注自己的未来，医保就是非常重要的一块。老百姓看病难、看病贵基本上是民怨沸腾。我们当时也在观察。市场派与政府派也争论得很激烈的时候，我们开始介入。
>
> 在这个过程中，实际上是中国的改革自身发生了慢慢的变化。你解决了温饱，又提出和谐社会了，这个时候，民生问题就上升为国务院的问题了。原来只是在卫生部层面讨论。实际上在整个医改讨论的过程中，是民生问题不断上升的一个过程。
>
> 当时编辑部判断，我们当时想，中国人未来最大的隐忧就是这

---

① 郑亚楠：《公共政策与媒体表达——以〈中国青年报〉近年来医疗改革报道为例》，《新闻记者》2008 年第 1 期。

几件事：看病、养老、上学。上学主要是教育部门的事，养老还太远。我们当时决定，医改可能是中国老百姓福祉的第一步，所以就决定把精力主要投入到医改上，从那一年开始把医改当作我们的重点①。

如前文所述，国内媒体有关医改路径的大讨论开始于 2005 年，而中青报正是这一议题的发起者。该报之所以会在这一年开始积极介入这一领域的报道，既有偶然的因素，也与社会大背景密切相关：伴随改革的深入，医疗、教育、就业、养老保险等民生问题成为民众与政府共同关切的问题，"看病难、看病贵"即为其中非常突出的问题之一。正是基于对社会问题和公众关切点的把握与判断，报社编辑部作出决定——将医改作为报道的重点。

2. 报道组织与展开的过程

（1）打响第一枪：推出《我国医改悄然转舵?》。

2005 年 6 月 20 日推出的《我国医改悄然转舵?》在一定程度上可以视为此轮医改报道的第一枪，如董时所言，该报道的出笼有着这样的背景：

> 2005 年我上财经班，国务院一位参事给我们上了一堂课，他从整个医疗产业的上下游去看药到底是怎么贵起来的，独立于医疗机构，也独立于一般学者。
>
> 我把他的 PPT 拷下来了，给跑卫生口的何磊看，何很专业，他就做了一个《我国医改悄然转舵?》，这是一个很重要的点，政府开始慢慢表态，从这时我们开始有意识地做②。

对于这篇具有起点性意义的报道的出台，董时提供了这样的背景，即跑卫生口的记者何磊事前看了国务院参事的演讲 PPT，可能触发了后来的报道。对于采写这篇报道的经过，何磊后来也撰写了专文，并公

---

① 笔者对《中国青年报》经济部主任董时的访谈资料，2009 年 8 月 11 日，北京。
② 同上。

开发表在当年 12 月 27 日的中青报上，请看其中的片断：

【新闻幕后】

中国医改悄然转舵　主管部门三缄其口

百度网上输入"医改"或"医疗改革"，可以找到相关新闻约 1.5 万多篇。有人说，医改是今年舆论界讨论最热烈的一个话题。而这个讨论，正式发端于本报 6 月 20 日的一篇报道：《市场化不是改革方向　我国医改悄然转舵？》。

我采访在广州召开的全国民营医院管理年会时发现，医改方向这样一个看似抽象的问题，受到与会民营医院院长、有关专家学者、地方政府官员的高度关注。"似乎在医院产权改革中来了个 180 度大转弯？？？"，会上广东省卫生厅副厅长自己为这次会议制作的幻灯片上，这句话后面被打上了 3 个问号。一个省级卫生主管部门的主要领导竟然对医疗改革方向有疑惑？

《医院报》常务副社长赵淳先生给了我几期他们近期的报纸。其中某天的头版头条赫然写道，"市场化不是医改方向"。消息源自上任不久的卫生部政策法规司司长刘新明半年多以前的一次讲话。我当时得到一个无法求证的说法：在卫生部门内部，有关市场化问题的争论一直在继续。原政策法规部门属"市场主导派"，而医政部门则为"政府主导派"。显然，新主政的政策法规司司长刘新明一改前任的市场导向，转而强调政府主导。

参加那次会议的卫生部两位已离任的医政司老司长张自宽和于宗河给记者梳理了改革开放以来中国医疗卫生改革走过的路。于是《市场化不是改革方向　我国医改悄然转舵？》很快出笼。

报道发出后，让我吃惊的倒不是这篇文章的转载量以及媒体对此的评论，而是连卫生行业的一些报纸也纷纷向我约稿，或直接转载。

……

（何磊　《中国青年报》2005 年 12 月 27 日）

如何磊所言,这篇报道由两个因素所引发:第一,他在广州召开的全国民营医院管理年会上发现,医改方向受到了与会人员的高度关注。第二,《医院报》常务副社长赵淳给他提供了数份报纸,其中就有一篇头条为《市场化不是医改方向》。何磊从该报道中敏锐地捕捉到了风向的变化,遂出手成文。

(2) 四种模式报道——整版刊发李玲调查报告。

何磊的报道刊发后,中青报又在 2005 年 7 月底推出以《"中国医改不成功"》为主稿的一组特别报道。报道在法制版推出,报道的作者王俊秀并非跑医疗口的记者,这篇报道也非报社经济部事先策划,而是有着一定的偶然性。根据笔者对王俊秀本人的电话访谈,触发她做这篇报道的首先是个人的体验。一是自己和家人去医院看病,对看病难有了深刻的切身体会,并与当医生的同学聊起相关话题,有了很深的感性体会。二是了解到国研中心在做一个相关的研究课题,并且跟该中心主任葛延风取得了联系①。王俊秀的报道刊出后,反响巨大,经济部也随即作出新的部署,策划与组织有关医改试点模式的报道,董时回忆了当时的经过:

> 后来法制版王俊秀发了那个特别报道,但它只是代表了一家之言。后来我们就想,只有批评没有建设也不行,就一直跟卫生部取得联系,就知道卫生部在做四种试点,在公立医院做。因为这四种试点都有它的先决条件,哪个可能拿出来都不适合整个中国,但哪个在它的局域和条块里面可能都有它的共性。所以我们就考虑,我们既不要医院传来的先进材料,也不能偏信。
>
> ……我们想让公众来看看,有这各种各样的模式,到底都是什么? 都试行得怎样? 因为我们觉得媒体更重要的是记录功能,不是代表公众选择一个正确答案。所以我们就自己派了记者,完全独立于任何机构,分头调查了四种模式。

---

① 笔者对《中国青年报》记者王俊秀的电话访谈资料,2009 年 8 月 13 日,北京。

　　当时引起轰动最大的是宿迁医改，调查出来后，舆论哗然。当时北大李玲打电话来说："这个不行，我们还要再调查。"本来我们想和她们一块去，但她们不同意，说她们不带记者，担心带记者影响她们的调查，所以她们就去了。去了之后，我们想，我们比较欢迎学界或研究医改的人的更专业的判断和观察，所以我们就整版发了李玲她们的调查报告。后来被周其仁他们认为不是特别客观①。

　　由上文可见，如果说何磊与王俊秀的报道更多的是提出问题，引发社会各方对问题的重视，那么有关四种医改模式的报道则往前走了一步——着眼于建设性，开始通过对不同试点模式的独立调查，探讨解决问题的路径。由于其彻底的市场化改革模式，宿迁医改一经报道即成为市场主导派与政府主导派关注的焦点，李玲的调查由此所触发，李玲研究组的调查报告后来也被该报整版刊登。可见，引发争议的李玲研究组宿迁医改调查报告其实是中青报四种模式报道的副产品。

　　（3）医患关系报道。

　　在医改模式报道之后，中青报又推出了医患关系调查，相关报道则是与卫生部门共同合作的产物：

　　　　我们报完了关于医改模式的探讨后，我们发现并不是你一直在准备在努力，就能解决老百姓最现实的问题，医患冲突、医患对立成为医改的障碍，我们发现这个问题的时候，卫生部新闻发言人毛群安也发现了这个问题，所以我们一块探讨了一下，就搞了第一次面向公众的医患关系调查，是卫生部委托中青报做的，是2007年3月做的，2007年1月做预热。

　　　　当时就因为想到这个问题，跟卫生部沟通，卫生部自己也可以去调查，但他们觉得自己去调查可能会引起患者不满，媒体相对中立，也因为我们较多地报道了医改，所以选择了我们。其实那些报道都跟这个是相关的。所以我们当时想,要推动医改往前走,就要扫除它前面的障碍,那么最大的障碍就是医患关系。因为你调整的对象本身都没有动力,我们就写了那一组,《医患冲突:一场两败俱伤的对抗》,还有一篇,有两篇,这个跟调查报告是联系在一起的,其实我们今年也做了医患纠纷(报道)①。

尽管医改模式的探讨开始将报道转向建设性,但其探讨仍然是面上的,而有关医患冲突的报道则进入到了点,着眼于为医改扫除现实的障碍,借此推动医改前行。

(4) 有关新医改方案的报道。

2009 年 4 月 6 日,国务院发布新医改意见,但实际上早在 2009 年年初,新医改方案就已定调,而中青报对于新医改方案的报道也在方案正式公布前即已进行:

新医改方案出台后,年终特稿做的就是这个。(我们认为)实际上往前还是迈了一步,但是它有很多问题还必须解决,比如公立医药、药品价格、社区医生。

其实在今年年初,全国卫生工作会议医改方案就基本定调了,那时,我们就开始做了,我们就开始解释这个方案,这种解读,就在医改方案前后,但公布后限制就多了,公布前空间更大。

3. 经验与反思

在了解中青报经济部有关医疗卫生报道策划与组织过程的基础上,笔者与董时主任就报道的经验进行了探讨,具体内容如下:

Q:您作为中青报经济部负责人,认为本报在医改方面有哪些值得总结的经验?

A:要有前瞻性,不是把它简单地当作卫生部的问题,或是医生和患者的问题,而是中国经济发展、中国社会发展的长远问题,应把它放到中国经济社会发展的大的背景下去看。

---

① 笔者对《中国青年报》经济部主任董时的访谈资料,2009 年 8 月 11 日,北京。

Q：具体的报道手法上，最值得总结的是什么？

A：增强记录感，记者不是寻求最终答案的人，媒体最重要的功能是记录。三年后，翻报纸看的时候，你知道当时是怎么过来的。这是媒体的功能。另外一个就是，我觉得记者很重要。好的记者在这个领域能沉得住、扎得下来，这个很重要。

另外就是要用研究的眼光看这些问题，不是只挑毛病，建设性也很重要。

Q：媒体在社会中应扮演什么角色？具体到医改中，它可以或应该扮演什么角色？

A：媒体实际上就是代表公众发言，代表公众提问。我们有个定位，我们所有的报道都要反映公众利益在新闻事件中的流变，未来是公民社会，需要有人（比如媒体）来代表他发问①。

综上所述，中青报的医疗卫生报道步步推进，呈现出这样一条路径：提出问题——面上寻求解决问题的路径——点上突破——探讨与宣传新医改方案。报道策划者与组织者将媒体定位为公众利益的代言人，以记录为基本功能，既客观地呈现社会问题，更着眼于建设性与前瞻性。

二、央视《新闻调查》栏目：长时间的详尽的科学调查

探讨近年来中国媒体的医疗卫生报道，央视《新闻调查》栏目是另一个不能不分析的典型样本，这不仅因为该栏目推出了《天价住院费》、《医生胡卫民》等影响深远的节目，更因为其所坚守的专业主义理念与调查性报道样式。为了解《新闻调查》栏目对医疗卫生报道的组织与生产，笔者于2009年8月12日来到栏目组所在地，对制片人张洁进行了专访。

1. 社会转型过程中《新闻调查》的兴起与发展

访谈过程中，为了让笔者对《新闻调查》有更为清晰的理解，张洁首

---

① 笔者对《中国青年报》经济部主任董时的访谈资料，2009年8月11日，北京。

先介绍了该栏目兴起和发展的历程：

> 从1996年开播的时候就定位在问题报道，新闻性、故事性、调查性就是它的基本要求，"新闻性"就是中国社会转型期出现的各种各样的社会问题，这是栏目最早的定位。

> 那一年也做了很多刚性的节目，都没能出来，因为这个节目的原发性动机是大《焦点访谈》，《焦》时间太短了，说不完也放不下，所以才有这个栏目的诞生，这个栏目的定位也是舆论监督的一个大型栏目。

> 1998年我们有了第一期真正的《新闻调查》的舆论监督，地厅级干部的公开造假，作为我们栏目的标志性产品，揭黑报道是在栏目公开的第三年。

> 到2000年，我们提出探寻事实真相，理想的目标是揭内幕、揭行业内幕。2001年组织节目的时候，我们就是要揭行业内幕，中国转型社会有很多不该转的也转了，不该出现的也出现了，这些东西①。

如其所言，《新闻调查》最初是作为"大《焦点访谈》"而出现的。所谓"大《焦点访谈》"显然有两层含义：一是在定位与功能上与《焦点访谈》一脉相承——针对社会问题，开展舆论监督；二是通过延伸节目时长，进行更为从容的报道，使节目更具深度和广度。2000年，栏目定位更加清晰，提出了"探寻事实真相"的口号，以揭黑报道作为其核心竞争力。

2003年，张洁出任《新闻调查》制片人，并开始了新的探索，在"探寻事实真相"的基础上，进而提出"做真正的调查性报道"，对于调查性报道，他是这样认识的：

> 这个调查性报道我们借鉴的是西方的理念：损害公共利益、有人掩盖、媒体独立展开调查。

---

① 笔者对央视《新闻调查》栏目制片人张洁的访谈资料，2009年8月12日，北京。

　　所以我们与《焦点访谈》有个比较大的区别，《焦点访谈》沿用的是整个中国的舆论监督这么一个社会语境，而我们做监督用的是调查性报道的概念，西方的好多经验就可以拿来为我们所用。

　　我上任后做了一个比较大的改革就是，把调查性报道作为栏目的核心竞争力来打造，提出要做中国的《60分钟》，要达到类似美国《60分钟》在美国的影响，但后来发现我们学《60分钟》其实学得不对，在美国是 *Front Line* 那个栏目跟我们完全相似，《60分钟》还是杂志性栏目①。

　　显然，张洁及其团队直接借鉴了西方尤其是美国的调查性报道理念，并有意识地学习了美国《60分钟》和 *Front Line* 等电视新闻节目的样式。通过节目形式的调整，《新闻调查》开始真正走出了《焦点访谈》的影子，找到了自己的独特样式。如何实现这一目标，其所带来的效应是什么？张洁在访谈中对此作了清楚的回答：

　　为了实现这个目标，进行了比较大的绩效评估体系的改革，实行记者中心制、团队竞争，为了鼓励这样的产品出来，我们的评价体系全变了，鼓励揭黑、鼓励舆论监督、碰尖锐的社会问题，这跟头七年的新闻调查的主导型产品就不一样了。

　　1999年之前，主要是主题性调查，就是改革中一些静态的社会问题，比如房改、医改、交通拥堵、农民工、艾滋等类似的东西，都是中国改革中出现的问题，因为主题性调查方方面面基本都能接受，先靠这个，先稳住。

　　随着社会的发展，特别是2002年十六大交接后的2003年，中国媒体获得了更好的发展空间，这一年被称为中国媒体的权力年。当年中国媒体的表现达到了建国以来的顶峰，至今未超越。在这样一种背景下，《焦点访谈》要求达到50%的监督比例。

　　在2003年我接手这个栏目为什么会进行这个调查，首先是有

①　笔者对央视《新闻调查》栏目制片人张洁的访谈资料，2009年8月12日，北京。

一个大的外在的社会政治环境,然后台里那时也要求这个栏目要回归到你的本位,《新闻调查》,不做调查性报道你做什么?我们评论部内部有句笑话叫"《焦点访谈》在做调查,《新闻调查》在做访谈",无形中就说我们太软,但是这种偏软呢就有历史的一种沿革性。

我对这一年的调整有三个定义:一是一个调查性栏目必然要走到这一步,到了 2003 年,所有的环境、上下、业外业内都成熟了;二是市场差异性定位、主导性定位的需求;三是转型的中国社会对于媒体的需求。腐败、滥用公权力等非常普遍,在这样的体制下,中国公民社会对媒体监督提出比一般体制下更高的要求。

之所以先讲这个,因为这是我们这个栏目进行医改报道的一个大的历史背景①。

如上所述,《新闻调查》在 2003 年的转型,既有市场差异性定位的内在需求——使其有别于《焦点访谈》,形成自己的特色和核心竞争力,塑造核心受众群,也缘于外在政治环境的宽松为其提供了可能性。发展至此,该栏目的理念、内容与节目样式已基本定型。

2. 医疗卫生报道的组织

具体到医疗卫生报道的组织,据张洁所言,第一个有影响的报道是 2001 年播出的《医疗回扣内幕》,因为那期节目是真正的独立调查,打的是活老虎,不是死老虎。

对于近年来《新闻调查》有关医疗卫生报道的组织,张洁进行了介绍,并侧重讲了《医生胡卫民》与《天价住院费》两期代表性节目的生产过程:

2003 年改革后,《新闻调查》有一个快速发展,经济效益和社会效益都非常好。但 2004 年 8 月时,环境有一个变化,舆论监督暂停了,我们栏目又回到了以前那些软性选题老路上,你说的《医

---

① 笔者对央视《新闻调查》栏目制片人张洁的访谈资料,2009 年 8 月 12 日,北京。

生胡卫民》和《天价住院费》都出在不能做舆论监督之后。

当《新闻调查》不直面严肃的社会问题的时候，关注度就下降了。"胡卫民"这个节目我们是在不可以做舆论监督之后（做的），一般有文件出来说不能做舆论监督之后，很少会又有文件出来说你可以做。要自己试探，去和管理部门进行博弈。我们第一期博弈的结果就是媒体腐败事件——鄂东晚报，正好是中宣部与新闻出版署在抓新闻职业道德，我们当时报这个题，但台领导不敢批这个题，因为还没有确定开口子。后来中宣部批题，经四个月的沉默，我们又推出了舆论监督题材。第二个就是"胡卫民"，我们是按正面人物报的题，但我们知道这个正面人物的背后是一个巨大的黑洞，当时我把这个题称为"含金量非常足"。当时我对这个题的判断是：中国医改的问题不完全是道德问题，而是体制问题。

胡一个好大夫，在医院完不成效益，但能完成效益的医生就乱提成之类的。（笔者：那就是说这个体制没有好医生生存的空间？）对，所以我对编导说，这个节目不要简单地说，医院怎么不对，最好是能把他们的心态、做法都真实地展示出来。没想到那个院长如此刚愎自用，但当时我们知道，院长的行为有一部分制度的原因，他（希望）改善员工的待遇、改善医院的硬件、行医条件。本来我希望这个节目不是一个冲突性的产品，而是互相讲道理，我讲我的道理，你讲你的道理，没想到由于那个院长，这个节目就变成了一个一般的好人与坏人的冲突。（笔者：不过一般的观众会觉得很好看。）没错，真正有思想的人看的是节目中折射出来的有深度的东西，老百姓当然是越冲突（越喜欢看），恨不得打起来才好呢！

所以这个节目收视不错，因为它冲突的东西比较多，包括杨春的采访，当时节目出来后，高强曾有过要去看胡卫民的冲动，但被其他人劝住了，原因可能就是医院现实的生存体制的问题，如他公开支持胡卫民，对医院的做法予以否定，很多医院的生存和发展就会面临难题,就是说,胡卫民在这个体制下是一个异数。其他大多数人包括院长是正常的,但我们说的是,如果他(院长)没有受贿等黑幕在里面的情况下①。

由上文可知,在当代中国的特定环境下,以调查性报道作为核心竞争力的《新闻调查》在从事报道的过程中,缺乏稳定的外部政治环境,因而其选题和节目质量也呈现出相应的起落。调查性报道的空间既有赖于传媒管理的松动,也有赖于发挥新闻人的想象力与主动性,运用智慧进行试探,巧妙地与媒体内外的管理者进行博弈,以求得突破。如《医生胡卫民》,以正面典型人物的方式报题,实则揭示现存医疗制度所存在的深层次的问题。

具体到《医生胡卫民》这期节目的生产,提高收视率与客观呈现深层社会问题在一定程度上构成了矛盾。脸谱化的报道手法——讲述好人与坏人冲突的故事能吸引较多的观众,但真正有深度的东西却可能被淹没,在诸多因素的制约下,节目在取得成功的同时,也留下了遗憾。但作为节目生产的组织者,张洁及其团队在主观上是期望坚守专业立场,力求逼近真相,揭示现象背后的真实。

2005年,医改再度成为社会各界聚焦的热点,《新闻调查》也顺势推出了医改系列报道,其中就包括引发轩然大波的《天价住院费》,对于当年的策划组织,张洁也进行了回顾:

> 下半年,我们正好知道医改正在做方案,我们也在推我们栏目自己的医改系列,定了几个主题,选题在6、7月份启动,一个是看病难,一个是看病贵,然后是农村怎么看病、医改(医改实验)做四期,这个报题领导批了。
>
> 我们当时推出的第一期节目看病难是协和、同仁,那个节目就是我说的静态分析,(里边)医院的难处、患者的难处、医生的难处都有,那个节目做得可以。

---

① 笔者对央视《新闻调查》栏目制片人张洁的访谈资料,2009年8月12日,北京。

第三期节目在年底做的,就是农村医改,选的是湖北、四川,另外,城乡医改,当时定的个案是菏泽,菏泽医院是承包出去、卖出去,后来由于政府不配合,没做成①。

可见,《新闻调查》2005 年后推出的医改系列报道乃策划先行,属于带着主题找故事,意在全面呈现医疗卫生领域存在的主要问题。《天价住院费》也就是在此期间作为看病贵的典型推出,对于该期节目的生产过程,笔者将在下文详细呈现。

3. 经验与反思

谈及《新闻调查》在医改报道方面的经验与体会,张洁是这样回答的:

> 如果是按吸引眼球来做,我是另一套做法,如果是冲着建设性、责任、解决问题来做,又是另一种做法。

> (笔者:但在现存环境下,就要既能吸引眼球,又能承担责任。)这非常难,对我们来说,既吸引眼球又有意义的题一年不会超过 5 个,大部分只能是比较常态的一些选题。

> 调查性报道是我们坚持的,除了刚才说的三个特征外,还有一条,即长时间的详尽的科学的调查,这就变成一种研究方法,所以调查性报道被我称为所有样态中的极品。第一,它面对真问题;第二,它是用研究的方法来面对这个问题。它既不像司法权力,更不像行政权力,是更具建设性地来分析如何产生、产生的机理、危害,所以我特别欣赏能在我们的报道中,在真实、平衡、客观的基础上有一种科学的态度,用科学的态度来做。这几年我们的好多作品带有强烈的科学色彩,希望有研究的一种东西进到我们的节目当中,也增加它的针对性,特别是促进问题得到解决的针对性。

> 那么在医改报道中,我们把它作为现实问题来对待,再探索它

---

① 笔者对央视《新闻调查》栏目制片人张洁的访谈资料,2009 年 8 月 12 日,北京。

的解决之道,这是我们和很多媒体不一样的地方,很多媒体它就找极端的个案。

(笔者:就是用研究、科学的方法去面对真问题,着眼于建设性。)对,但这可能与我们这个大台的地位、上面的要求有关,赵台长经常讲,建设性监督、科学监督,留有余地的监督,这是我们的一个核心的东西。

具体到个案当中,靠事实、靠细节,有句话叫细节成就深度。在采访当中,要求尽量做到一个不落地采访到当事人。这个也是为什么我们做监督时比《焦点访谈》更难。因为《焦点访谈》可以偷拍,黑白事实搞清楚,它就可以播了,我们是对再不利的,都要找到你,要想方设法说服你,这个公关过程我估计全世界都没比这个难的。因为监督采访它有几个环节,暗访、短兵相接,再加上大量的耐心细致的说服工作,让你接受采访,这个是极其艰难的。整个过程非常不容易。在这个事件中,不管他是多负面的,也一定要提供他的声音。多年来我们已形成这样一种操作方法,所以很多明显是负面事件的个人和单位也愿意受访,他是对你这个栏目有一个基本的信任,不会夸大、变形、扭曲事实。(笔者:有一种专业公信力。)这也是我觉得在做医改报道中很重要的一个东西①。

在作为《新闻调查》制片人的张洁看来,调查性报道必须通过长时间的科学调查,力求揭示真相。要本着负责任的态度进行节目采制,着眼于建设性,在采访中及播出的节目中,要尽最大努力采访到各方当事人,并给予平等的表达机会。调查、科学、建设性、平衡是当中的四个关键词。

此外,他还特别陈述了自己的另一个核心理念——"事实面前人人平等":

2005年时,从我管理上说,我提出了一个口号叫"事实面前人

---

① 笔者对央视《新闻调查》栏目制片人张洁的访谈资料,2009年8月12日,北京。

人平等"。因为在做监督的时候，我们发现，我们媒体有个毛病就是道德先入。比如采访警民冲突、医患冲突时，同情弱势，这就可能在做报道时，把弱势一方的诉求做得特别满，把强势一方合理的东西规避得比较干净，只是放大它无理的一面，在我们的报道中这样的案例太多了。这样的传播非常有市场，一个消费者，一个弱势者怎样受到迫害，但是这样的传播有个很大的危险。比如官民冲突，政府合理的是什么？不合理的是什么？老百姓合理的是什么？不合理的是什么？一定要在你的片子中得到平衡中立的呈现，方有利于国家的理性建设，否则播出后，百姓看得过瘾，但官员、警察、医生被你妖魔化了。

网上流行一句话，《南方周末》的警察天然地同情人民，一开始这句话让我感动，但后来我发现这句话对专业的伤害。

所以这些年我反思，在做舆论监督的时候，比较容易犯的一些毛病，我后来甚至认为它比假新闻的危害还大。这样一种看似正义的报道出来，会使官民矛盾、医患矛盾、警民矛盾更突出①。

所谓"事实面前人人平等"，实质还是在于强调客观，尽可能避免记者的主观情感偏差。鉴于当前媒体报道中出现的民粹主义倾向（如本能地偏向弱者，自以为占据了道德高地，实际上却有可能偏离事实和真相，出现报道失真），"事实面前人人平等"确实有呼吁的必要。

我在盘点 2005 年的节目时，又觉得 2005 年做了 7 期与医疗有关的节目，除了 2 期中性的，其他 5 期都是负面的。所以我也在反思：我在 2005 年对医疗界出手太重，因为医疗界有些朋友对我说："在你《新闻调查》片子里，我们医生就没有一个好人。"我听完之后也在思考这个问题，医生也是这个社会中的一个阶层啊，你把医生妖魔化了，他在这个社会中一点尊严都找不到，谁还愿意来（当医生）。

---

① 笔者对央视《新闻调查》栏目制片人张洁的访谈资料，2009 年 8 月 12 日，北京。

所以一个真正负责任的严肃媒体,比如说它在做某个行业时,像我们这样的栏目当然更多的是盯着它的问题,适当的时候,你也要拿出一定的空间来,表现这个行业有医德医风的人,媒体的终极目标是抑恶扬善,别光抑了。

把监督与寻找进步因素两者结合在一起,媒体能完全自觉地意识到的话,整个中国社会就会非常良性地发展。媒体是社会的润滑剂、裁判官啊,但现在自觉这么做的媒体还真是不太多,因为大部分媒体都被市场压得喘不过气来①。

综上所述,《新闻调查》栏目的医疗卫生报道,坚守新闻专业主义理念,以探求事实真相为目的,采用大型电视调查性报道的基本样式,着眼于理性与建设性,试图向公众客观呈现我国医疗卫生领域所存在的主要问题,并寻找问题背后的原因,进而探讨解决问题的办法。在节目生产过程中,《新闻调查》团队也不可避免地受到外部生态环境及内部因素的局限,难以达到理想状态,甚至出现某些偏差,但其方向与路径是值得肯定的。

第二节　医疗卫生报道生产个案分析

一、《中国青年报》有关"南平医闹"报道的生产

在前面的章节中,我们对中青报有关"南平医闹"的报道文本已经作了分析,这篇报道在后来引发了强烈的社会反响,也招来了不小的争议。那么其采写过程是怎样的,作为报道采写人的记者对事件又有着怎样的看法? 2009 年 8 月 11 日,笔者来到中国青年报社经济部,就该篇报道的生产过程对作者董伟进行了长达 2 个多小时的访谈②。

---

① 笔者对央视《新闻调查》栏目制片人张洁的访谈资料,2009 年 8 月 12 日,北京。
② 该个案中对于"南平医闹"新闻生产过程的转述与直接引语均来自笔者对《中国青年报》记者董伟的访谈资料,2009 年 8 月 11 日,北京,中国青年报社经济部。

1. 获取新闻线索

新闻生产的第一步是获取新闻线索。为董伟提供"南平医闹"事件新闻线索的是丁香园网站站长李天天。据董伟回忆，李天天在 2009 年 6 月 22 日给他打电话，当时董伟还在成都，在电话里听出李天天情绪很激动，希望董伟去南平采访，还希望他为医生说话。董伟就此事向报社领导作了汇报，并获准前往采访。

2. 采访过程

新闻生产的第二步是进入现场进行新闻素材的采集。作为一起典型的争议性事件，记者势必力求对争议各方采访到位，以求最大限度地还原事件的真相。

（1）采访医生。

董伟 6 月 23 日到了新闻事件的发生地南平，线索提供者李天天作为医学专业网站的站长，掌握很多医生资源，他给董伟提供了很多南平医院医生的联系方法，因而董伟的采访自然也就先从医生开始。

据董伟回忆，他当天（2009 年 6 月 23 日）晚上到了南平，当时事情刚摆平，风声还比较紧，医院不允许医生到网上发帖，也不允许他们对外人说此事。董伟一开头联系到的是被打被抓的张医生和徐医生，起初两位医生都答应受访，但后来都拒绝了。后来联系到了一个同意受访的科室医生，董伟向受访者承诺不透露其姓名，在访谈过程中也有意不问对方的姓名（不过后来董伟知道了对方的真实姓名）。

访谈过程有点像地下党的工作。受访者将董伟带到一个特别隐蔽的地方，锁在里面，俩人在里面进行了很长时间的交流，受访者比较全面地经历了这个过程，因而详细地向董伟介绍了事件的全过程。在整个过程中受访者非常谨慎，在谈完后又拷了一些录像给董伟，录像内容主要反映患者在事件过程中怎么撒泼，怎么打人。

此后董伟又采访到一名实习生，这位实习生参与了营救张旭医生及后来到市政府门前的示威游行。实习生向董伟介绍了自己对事件的了解，也谈了自己的感受。

医方的两位受访者向记者讲的主要是患者无理取闹的行为。然而作为采访医患冲突的记者，自然不能就此止步，听一面之词，接下来就是要采访其他当事方。

(2) 采访患方。

在做完医生的采访不久，董伟又拿到了官方对这起医患冲突的态度，因为官方有个结论挂到了网上，但此时他并未去接触官方。董伟说，他当时考虑假如过早接触官方，恐怕稿子会发不出来。因而在做完医生的采访后，董伟着手采访患方。

当时，患者一方的人员已经回了乡下老家。于是第二天，董伟乘坐一辆小巴士去往患者的乡下老家，据董伟回忆，巴士很破旧，花了他8块钱。找到患者的老家还费了一番周折，董伟是这样描述的：

> 40多分钟后，巴士司机说你下去吧，我说还没到呢。他说这就是往村里走的路口，我沿着路往里走了20多分钟吧，我就到了那个村子，我就问杨俊斌他们家在哪儿？有个村民一指，说在办丧事的，他们家住得比较高，在半山坡上。

起初，家属和村民对董伟记者的身份存疑，对这位不速之客并不欢迎：

> 我进去之后，我说我是记者，他们在吃午饭，他们一下子一大帮人就围上来了，也比较有戒心，盘查一遍，说"当时我们出事的时候，找你们记者都不来"。对记者是否帮他们很有戒心。

> 我说我是从北京来的，到福州又坐大巴，又坐小巴来到你们这个村子里面，肯定没别的想法，是想听听你们对这件事的说法。

> 后来，他儿子叫我过去吃饭，刚吃一口，就给我打电话，说你来村支部吧，我们人全都在村支部呢。就去了村支部。我去他们家的时候，是一帮亲属，还不是特别谨慎，但去了支部，就是一帮主事的，什么村长、村支书啊，这个村的精英，就更谨慎了，盘问了一大堆，把记者证又查了一遍。我又把来意一讲，村民还是比较纯朴的，尽管有戒心，后来就跟我讲他们是怎么受到委屈的。医生是讲

医生怎么受到委屈,患者是怎么打他们的,患者就讲医生是怎么打患者家属。讲了几次冲突,前两次都可能是患者吃了点亏,他们两边的说法互相印证,医生说,是患者雇了医闹打他们,患者说,是医生雇了很多人打他们,后来我都没采信,我是在文章里打了个括号,就是我没找到证据证明这个东西,但他是这么说的。

通过表明身份和采访动机,记者获得了村民的信任,也按预定计划,获取了作为冲突主要当事方的患方的说法。

（3）采访专家。

在完成对患方的采访后,董伟又跟医院联系,但院方并未受访。重回县城之后,董伟觉得对整个事件的认识还不够清楚,在整个采访过程中,董伟一直与最初的线索提供者李天天保持沟通,同时也跟中青报驻福建记者站站长保持联系。此后,董伟电话采访了中国协和医科大学校长助理袁钟、中国政法大学教授卓小勤,把自己了解到的来自医患双方的说法告诉两位受访者,并让其发表意见。

至此为止,记者已采访了医方、患方和作为专家的第三方,手上也掌握了丰富的材料。除了访谈所得,医生也在网上发布了大量的信息和意见,在丁香园网站上记者看到了众多医生的不同说法。医生们在受访时有意无意地回避了院方与医生的冲突。实际上,网上材料显示,不仅医生与患者有冲突,医生跟医院也有很多冲突,医生去示威游行时,院领导是不同意的,院长甚至跟医生打了起来。

在整个采访中,记者虽未采访到医院领导,但医院发布了一个代表院方意见的书面材料,这个材料就挂在丁香园网站上。

3. 写作

报纸新闻生产的第三步是写稿。对于这起严重的医患冲突事件,记者采集到的素材非常丰富,但各方说法不一,在写作中如何处理材料,从而避免偏向,客观呈现事件真相呢？董伟给出了这样的回答：

就是说,不一致的地方我就尽量把双方的说法都摆出来。你比如,关于病,患者觉得说是胆结石,医生说是泌尿系统什么的;关于赔钱,医生说你要了 80 万,患者说要的是 30 万。我把这双方说法都写出来。

对拿得准的,整个过程,比如打了三次,每次打的(过程),比如患者说是怎么打的,医生说是怎么打的,我整个都写出来。后来为什么报道出来后受到医生与患者的指责,原因也就在这儿,我感觉现在医患冲突已到了不问事实、只问立场的地步。

董伟将材料分成了两类:一类是所谓"拿得准的"——可以确认的事实,对于此类材料给予如实完整的记录。另一类是双方说法不一致的,也就是记者无法判断哪一方的说法是事实。对于这一类材料,则采用同时呈现双方说法的处理方式。

4. 经验与体会

作为一个医疗卫生报道领域的资深记者,董伟对于医疗纠纷的报道有着深切的体会,就此,笔者与他进行了交流:

Q:把握医疗纠纷报道,最重要的是什么?

A:最重要的肯定是双方都要去采访,就这个,每一方,你都要拿到他的说法。虽然它可能是有冲突的,也许当时我们是判断不清楚的,但是给了他们说话的机会。然后我们在稿子中展现了这种分歧,我觉得这是尊重事实的。

Q:那比如说双方的说法不一致,你如何去判断谁的说法就是对的呢?

A:有好多事实是无法否认的,比如说 21 万是最重要的,至于一方说是 80 万,一方说是 30 万是不重要的。21 万是达成了协议的。再比如说病,患者说是胆结石,但双方最后达成了协议,上面写得很清楚是泌尿系统什么什么的,这是双方都认可的,谁也否认不了。

一些基本事实,再就是一些有证据的、有文字的,而且往往是这些基本事实构成事件的框架。比如说打了三次,去示威游行了,这是谁也否认不了的。整个构成了这个事件的主体。然后,小分歧等于是丰满了这样一个过程、枝节。

有时候,我觉得这种争执也代表了一种事实,争执的价值甚至超过客观事实本身,这种分歧可能更重要,就展示了医患冲突的激烈程度。

综上所述,在董伟看来,从事医疗纠纷报道,首先要争取采访到冲突双方,并获得双方的说法。其次是要用权威的文字材料作为证据,梳理出基本事实,作为报道呈现的框架,如此案中双方共同签字认可的文字协议。再次,争议与分歧本身也有着独特的价值,能反映医患冲突的严重程度。

5. 个体新闻工作者的理念与自我认知

对于自己的社会角色,记者抱持何种认识? 个体新闻工作者的理念对于其职业生涯有着持久的影响,在记者的理念形成与职业发展过程中,学校与媒体发挥了何种作用? 就上述问题,笔者与董伟也进行了交流:

Q：你如何认知记者的社会角色?

A：一个职业本身有形而下与形而上两种说法,从形而下来说,它本身就是一个饭碗,我在青年报工作,第一个形而下的需求就是它给我工资,是我谋生的手段。

从形而上的角度来说,任何一个从复旦新闻学院毕业的人进入这个行当都希望实现自我价值,这种自我价值涵盖在社会价值里,因为媒体是一种社会公器嘛。

你的自我价值的实现就体现在社会价值里,你记录历史也好,传播最新观念也好,本身其社会价值是很明显的,那么在传播社会价值的过程中,你的自我价值就实现了。

Q：学校确立的理念对你的职业重要吗?

A：我觉得非常重要。我现在还记得李良荣老师在我们上学第一学期,讲新闻学概论。他讲了一句话,我记得很清楚,"你们实习也好,或者以后就业走入这个岗位也好,如果你们黑灯瞎火收黑钱,你不要说是我李良荣的学生"。我现在始终记得这样一句话,李老师其实就界定了这个基本的职业道德底线,就这样一个东西,你可能采写水平有高低,有差别,但是做这个职业的底线是没差别的,有些是技术问题,有些是职业道德底线。

Q:要实现这样一种坚守,在实践中应如何做?

A:面临很多干扰,也面临很多压力。我之所以后来发了一篇回复,其实就因为我当时心理压力特别大才回复,要不然就不回复了。

包括有一年我写某地(本段隐去该地的真实名称,笔者注)的安全生产,当地省委曾发过文,要求报社处理我,某部也曾发文,要求我们报社处理我。当然我压力也还挺大的,包括当地驻站站长,他压力也大。当然中青报是非常有传统的一份报纸,我们报社就问两件事:第一,你报道的事情是不是属实? 第二,你的报道是不是站得住? 你站得住,谈下面的问题就比较好谈。后来是我们的一个领导去当地沟通了一下,也就不了了之了。所以中青报非常保护记者,给年轻记者一个非常好的成长环境。

当时是 2004 年,我就业才 2 年,如果当时我们报社一松,就处理了我,成长过程肯定跟现在不一样了,可能会产生一些不同的看法。

Q:对于个人来说,哪些东西比较重要?

A:没有私心,按我接触到的任何事实去写。(南平)没有一个医生敢站到我们报社说,你这个报道是虚假的。只要站住这个,就可以了。

结合上文可见,董伟相信媒体是社会公器,也就是接受为公众利益服务的新闻专业理念。在其理念形成与职业发展过程中,学校与其所服务的媒体均发挥了重要作用——学校教育使其确立了职业伦理底线,媒体对青年记者的保护为其提供了坚强的后盾。

二、《天价住院费》的产制

1. 获取线索

从线索获取的方式来看，《天价住院费》的线索并非记者主动发掘所得，而是来自患者家属的投诉，并且是由报社转过来的。初次接触材料的编导和记者都对事件的真实性产生怀疑，直到有了收费清单之类的文字材料佐证，他们才开始相信，后来该节目的出镜记者郭宇宽在接受《第一财经日报》的采访时，这样描述了自己的第一反应：

> 哈医大二院在业界非常有名，其心外科更是声誉显赫，当我们接到投入 500 多万元却把老爷子给"治死"的举报时，第一个反应就是"有没有搞错！"加上家属的情绪非常激动，大家都怀疑这则举报的真实性。直到有一天家属传来了部分收费清单的复印件，我们才感觉到问题的严重①。

对于获取线索后的情形和负责人的考虑，制片人张洁则是这样回应的：

> 正好在 4 月份，就接到翁强的投诉，通过报社转过来的。我一看，哎呀，那么多内容，头有点大，当时就在论证，这个题可不可行，能不能操作。当时我们想，记者能力是有限的，可以走一条捷径，根据一般人的常识判断问题，太专业的东西我们不碰。我们对拍摄做了两手准备，如果丰满，我们就做一期独立的，用它来说看病贵，如果是很多东西调查不下去，我们就把它作为"看病贵"的一个组成部分，当时跟领导说，也是以看病贵名义出去采访②。

《天价住院费》的推出有一个特定的背景：当时《新闻调查》栏目正在推出医改系列，相关系列选题已经呈报台领导并且获得批准，其中的选题之一就是看病贵。作为制片人，张洁首先考虑的是选题的可操作

---

① 参见马晓华：《央视记者谈天价医疗费：我们在医院面前都是弱者》，《第一财经日报》2005 年 12 月 5 日。

② 笔者对央视《新闻调查》栏目制片人张洁的访谈资料，2009 年 8 月 12 日，北京。

性。在确定其可操作后,还得筹划具体的操作手法。由上文可见,在编辑部层面,这个故事从一开始就已被典型化——"看病贵"的典型个案。这一定位自然会对记者的采拍与后来节目的编辑制作产生导向作用,也为后来该节目所招致的批评埋下了某种伏笔。

2. 采拍过程

在明确报道思路后,记者在哈尔滨进行了长达 9 天的实地调查。

(1) 采访家属。

记者的采访是从患者家属开始的。起初,双方的互动并不顺利:

> 后来就跟死者家属进行了接触。当中死者家属翁强给人感觉很不好,非常强势,他相信钱能搞定一切,也试图控制摄制组。摄制组跟他斗争,我们需要你的配合,但不受你的控制。其间双方多次发生冲突,当时我对我们带队去的策划说,一定要保持独立性,合作可以,但不能受他的摆布。

在新闻生产过程中,记者与消息来源的互动通常是一个双方博弈的过程。在这一案例中,作为消息来源的患方家属翁强凭借自己的财富,企图操控媒体,让媒体为其说话。而记者一方则坚守媒体的独立性,在此基础上与消息来源积极地互动。

(2) 采访院方。

● 采访院方中高管理层

通过书面材料与对患者家属的采访,患者一方的情况与诉求已基本清楚,接下来的重头戏自然是对院方的采访。

第一个采访目标是该院心外科 ICU 主任于玲范,原因在于她是患者家属控诉的焦点,不过黑龙江当地媒体曾高调宣传过于玲范的事迹。在实际操作中,摄制组采用了外围包抄的方法。起初,记者装扮成看望朋友在医院进行暗访,通过观察发现医院存在诸多乱象,待时机成熟,即对其进行突击采访:

> 不时有医托搭讪,有收药的,甚至有上访的,还有人在大堂见人就拜,求求谁能和医院说说好话,因为带的钱不够。在确认了心

外 ICU 科室位置，并确认主任于玲范就在办公室以后，记者和摄制组敲门进去，自报家门，进行突击采访。

　　于玲范当时正在改一篇和别人联合署名的医学论文，桌上还有一摞某消费场所的赠券。一提翁文辉的名字她就紧张起来，对于记者的所有提问，她基本上反复用三种方式循环回答：第一，对于治疗不懂，医嘱都是北京请来的专家下的，我们只是执行；第二，这个情况太具体，我作为主任不管，你得问护士；第三，医院已经成立专门调查组进行调查，你可以问调查组①。

根据患者家属的投诉，记者就多项收费中存在的不合理现象进行了重点访问，除了于玲范之外，又采访了输血科主任丁巾、护士长郭晓霞等人。对于收费账单上所出现的有时一天之内用血量达到一万多毫升一事，三个人的解释不一：

　　于玲范解释之所以有时候一天在账单上用血量达到一万多毫升，是因为血库用血紧张，所以经常一次取出几天的量。而输血科主任丁巾则一口咬定，绝不可能有这种情况。再比如对于一天之中输血 94 次，也就是输了 94 袋血制品，护士长郭晓霞最初说完全有可能，但是记者后来询问她输一袋血，最快要多长时间，她脱口而出："以前最快半个小时输过一袋，再快病人心脏就受不了了。"但她刚说出口就意识到语失，记者追问："假如 24 小时都用这种最快的速度，能输多少血？"她想了想说"没有算过"②。

在完成对一线业务部门管理人员的采访后，栏目组希望能进一步采访院领导，以期获得医院的官方态度。栏目组请求医院由懂得医疗和管理的领导出面受访，但院方一再借故推诿，答复说医院负责调查此事、最了解情况的副院长出差了。记者询问其何时出差回来，院方回答

---

　　①　参见马晓华：《央视记者谈天价医疗费：我们在医院面前都是弱者》，《第一财经日报》2005 年 12 月 5 日。
　　②　同上。

不知道。记者步步紧逼,希望了解这位副院长的出差地点,但院方一概拒绝回答。但摄制组后来了解到,这位副院长实际上当时并未离开哈尔滨。为了敷衍此事,院方前后三次推出一个对此事根本不了解的副院长接受采访,这位受访者在镜头前一问三不知[①]。

随后,作为医院调查组组长、医院纪检委书记的杨慧接受了采访。受访过程中,杨慧态度十分强硬,对于记者的专业性与动机提出质疑,批评记者不了解医疗领域的专业问题,质疑记者的来访是受人指使,并一再强调哈医大二院是一家为贫下中农服务的医院。在记者的追问下,杨书记终于说出了院方调查组给这次医患纠纷的定性:第一,对于这位患者,在收费问题上,非但没有多收,而且经过核对少收了很多;第二,如果在收费中有错误,那是因为对这个病人"过于照顾",所以破坏了管理制度,造成了混乱。对于医疗方面的其他问题,她则是一概解释不了[②]。

● 深喉出现

院方的推诿及随后杨慧的强硬态度在一定程度上使采访陷入了某种僵局,就在此时,患者的主治医生王雪原终于出面受访,采访也因而获得了突破性进展。王作为患者翁文辉的管床医生是一个关键的知情人,对于治疗的全过程自然有着较为全面的了解。据出镜记者郭宇宽所言,王雪原也给患者家属留下了较为正直的印象。

王雪原是顶着巨大的压力出面受访的,对于当时的情景,郭宇宽是这样描述的:

> 当记者联系到他时,他曾接到过于玲范的电话:"你现在站在人生的十字路上,说什么不说什么,要想清楚。"虽然答应接受记者的采访,但是可以感觉到他面临着极大的压力。最初他和院方一

---

① 见郭宇宽回应,在天涯社区上的帖子。

② 参见马晓华:《央视记者谈天价医疗费:我们在医院面前都是弱者》,《第一财经日报》2005 年 12 月 5 日。

样含糊其辞，非常紧张，多次停下来喝水。在谈到做医生的原因时，那一刻他眼中闪烁着一种真诚的东西，我能够感到从那一刻起他在人生的十字路口上作出了选择。接下来的采访中，他可以说豁出去了，以一个当事人的身份，无论是输液输血剂量，还是外购药去向，都以亲身经历证实了我们的怀疑①。

通过对王雪原的采访，摄制组获得了关键的证人和证言，有关输液输血剂量、外购药去向、ICU 管理的混乱、医院管理方曾蓄意隐瞒某些重要事实等都一一获得了解答。实际上，假如没有王的出面受访，哈医大二院在此次事件中的多项违规行为就缺乏有力的佐证。在此情势下，仅凭患者一方的投诉，节目也无法完成。

● 采访专家

在结束对哈医大二院的采访后，摄制组对事件已形成了基本的判断，但仅有当事双方的说法显然是不够的，摄制组急于访问医疗行业的权威人士，让其作为第三方发表专业意见。联系采访专家的过程困难重重：

我们多方联系，却没有一个 ICU 方面的专家愿意站出来说话。甚至北京一位参加过翁文辉病情会诊并收了 30 多万元出诊费（翁家儿子翁强事后透露）的某三甲医院的 ICU 主任，也不愿意评价。

直到联系上水利部总医院前副院长和前 ICU 主任马育光，他开玩笑说："反正我退休了。"他不但从专业的角度解释了哈医大二院的收费和管理为什么不合理，还在账单中发现了一些新问题，比如 ICU 仪器的检测，就是监护仪的检测，根据规定，北京这个仪器收费是 240 元一天，可哈医大二院在收费中把它拆成四项，每项收一遍费用，这样每天就出来 1 248 元②。

---

① 参见马晓华：《央视记者谈天价医疗费：我们在医院面前都是弱者》，《第一财经日报》2005 年 12 月 5 日。

② 同上。

可见,诸多采访对象都心存顾虑,出于本能的自我保护,不愿冒犯同行,面对记者唯恐避之不及。马育光的勇气和正义感自然值得嘉许,但正如他说的那样,退休身份也让其能相对超脱。马育光解释了诸多专业问题,并且以专业人士的身份明确地给出了第三方的重要意见。有了他的意见,节目也才从结构上显得基本完整。

至此为止,摄制组已完成了对事件当事双方——患者、院方的采访,也获得了第三方意见,采拍过程宣告完成。综观整个采访过程,作为线索提供者的患方试图操控摄制组;作为被投诉对象的院方则一再推诿,企图隐瞒事实,推卸责任;对第三方专业人士的采访也是困难重重。记者与消息来源进行了艰难的互动,最终获得了节目所需的基本素材。当然,其中也有明显的缺失,比如专家的权威性后来就受到诸多质疑,患者家属翁强的强势也受到指责。

3. 编辑与制作

(1)立足事实。

采拍完成,摄制组带回来 80 多盘录像带的素材,但一期《新闻调查》节目只有 45 分钟,如何选择素材、结构全片随之成为需要解决的问题。编导与制片人张洁就编片思路进行了探讨,张洁给出了这样的基本方向:

> 编导回来后,都不知道这个片子怎么编,因为太庞杂了。后来我就问,一百多项调查,你们现在抓实了多少? 他们说不超过 8 项,就 5、6 项。我说好,哪几项? 勾了个轻重缓急,就现在呈现在片子当中的。这些问题虽然可能不是最关键的,但却能证明你的管理是混乱的,你是有问题的。我们自己调查的问题再加上最后王雪原医生的作证,起码暴露了 ICU 的管理是极其混乱的。我们领导审片也还是比较慎重,尽管他没有大张旗鼓地说,你可以做舆论监督了。所以调查性报道一旦你的事实证据抓实了,领导签单播这样的片子他们心里是有数的。

> 尽管家属也跟我们强调 550 万,但是我们凿实的是 100 多万

住院费，所以我们的标题就叫《天价住院费》，没叫《天价医疗费》，这就是我们的谨慎之处。因为那个自费药我们搞不清，搞不清就不要去说，尽管我们知道550万更具新闻效应①。

可见，张洁首先强调的是事实证据，在庞杂的问题和选项中，他选择的是那些已经调查清楚、有确凿证据的项目。ICU管理混乱、收了100多万住院费是可以确定的事实，也就成为呈现的中心，而自费药等尚未完全查清的事实，则只能舍弃。

（2）理性与克制。

其实，记者在采访过程中拍摄到但最后没有在节目中呈现的素材还有很多，并且事实确凿，画面精彩，如记者拍摄到如下堪称"猛料"的画面：

> 哈医大二院医托和医生之间的交易：一个标价需要500元的检查，只要给医托300块，就可以直接不开票在医生那里接受检查；医院门诊处有大量的药贩子，做收药和卖药的买卖，有关键知情者透露这些人和医院内部医生有密切的关系；在医院大厅里有很多因为钱不够，或者在医院花完了所有的钱而被拒绝提供治疗的病人和家属，有家属向记者哭诉医院的冷血；在病人家属的手机上，记者看到一条短信，是于玲范主任在病人抢救期间向病人家属索要周杰伦演唱会的票……②

之所以后来在节目中没有呈现这些素材，据郭宇宽所言，主要基于这样的考虑：

> 类似这样一些对医院非常不利的信息，如果和采访中的一些内容对照起来，会产生非常强大的情感冲击力，特别是我们的摄影师非常专业，有两段偷拍镜头，极为完美流畅。我们之所以最后没有采用，也是考虑有一些问题其实在中国的医院比较普遍，尽量不

---

① 笔者对央视《新闻调查》栏目制片人张洁的访谈资料，2009年8月12日，北京。
② 见郭宇宽回应，在天涯社区上的帖子。

要使这期节目有强烈的情绪化色彩,成为一场全面控诉,我们更愿意提醒大家关注和思索一个体制问题,而并不希望给哈医大二院造成太大的伤害①。

作为一档严肃的节目,不能只考虑感官冲击力,也要考虑到节目内容对哈医大二院乃至整个医疗行业的影响。画面即便完美流畅,如若分散主题,形成非理性的负面社会舆论,也必须坚决弃用。

而作为制片人的张洁,在受访中对这一点有更深入全面的阐述:

> 其实我特别想要一期什么样的节目,就是他们在道德上都没大的问题,但被迫做了一些事,跟医术、医道发生冲突。真正深刻的东西,不是说黑白分明就深刻,恰恰是在不黑不白的时候,揭示一个有良知的医生在现存体制下内心的挣扎过程,这是我想要的,因为所有体制还原下来,他都是一个人。恰恰是这样的东西,对体制的建设有非常大的作用,它才有可能帮助决策者在最后决策时非常理性地面对这些问题。如果你揭露的都是黑和白的东西,坏人抓起来不就完了吗?这对整个社会的善治来说,它缺乏理性色彩,也不会引起国民的思考。坏人嘛、腐败嘛,但像我们说的体制下的这种人格或人性的扭曲,它恰恰能触动每一个电视机前的观众,而天价住院费它太不地道。其实我们这个节目在播出时,我都特别慎重②。

整体来看,《天价住院费》一片的生产者坚持以事实作为剪片的基本依据,并且注意理性和克制,防止节目流于煽情。制片人希望节目不是停留在具体的人和事身上,而是企图透过个案和表层纷乱的现象,揭示出深层的体制缺陷,使节目获得深度,并具备建设性。

---

① 见郭宇宽回应,在天涯社区上的帖子。
② 笔者对央视《新闻调查》栏目制片人张洁的访谈资料,2009 年 8 月 12 日,北京。

第 四 章

医疗卫生报道的效果

为了解医疗卫生报道的传播效果,2011 年 2 月间,笔者组织 5 位课题组成员,进行了系列深度访谈。访谈主要面向两类人群,一类是医务工作者,另一类是普通受众。通过努力,最终确定了 18 位访谈对象,医务工作者和普通受众各 9 人。接下来,让我们来看看他们对医疗卫生报道的评价。

一、医务工作者对医疗卫生报道的评价

对于医务工作者,我们主要就以下问题展开了访谈:

第一,您希望媒体如何报道医院、医生? 如何报道医疗行业? 您认为媒体的角色是什么?

第二,您觉得当前媒体有关医疗行业的报道做得如何? 有哪些好的地方? 有哪些不尽如人意的地方?

第三,您认为媒体有关医疗行业的报道应如何改进?

第四,您个人印象较深的报道是什么?

第五,您有过与媒体打交道的经历吗?

从访谈中发现,对于媒体的医疗卫生报道,医务工作者的整体评价普遍不高,有两位受访者明确回答,认为当前媒体的医疗卫生报道做得

不够好,也有受访者给出了较为中性的评价,如:

> 有些地方做得不错,有的地方还不能完全反映医疗行业的真实情况①。

> 我认为当前媒体起到了监督和曝光医疗行业中所存在的问题的作用,促进了医疗行业的不断进步,但是有时没有客观和全面地报道,加深了患者对医疗行业的偏见②。

对于医疗卫生报道,受到医务工作者肯定的方面并不多,有受访者认为,部分报道在政策解读和信息服务方面做得较好:

> 一些好的报道,让人们对医院能有一个正确的认识,并引导人们生病了怎样正确地就医,解读了一些政策,让老百姓对就医有了不少了解③。

> 第二类是对卫生保健常识的宣传和报道,我认为这一类的报道现在做得很好。很多医疗卫生方面的小常识并不是人人都知道的,多做一些这一类的节目,对普及医疗常识有很重要的作用。比如那些传染病的预防方法等,普及医疗常识,对群众的生活有很大的帮助④。

对于揭露问题的报道,医务工作者也给予了肯定:

> 好的地方是及时地报道了有关的问题⑤。

> 媒体做得好的地方是让那些见不到光的东西曝光,让人们关注那些在社会上应当受到关注的东西⑥。

在医务工作者看来,当前的医疗卫生报道主要存在以下几个方面的问题:

第一,在医疗纠纷和医疗事故报道中,一味站在患者一方,未能做

---

① 2011 年 2 月,对湖北省罗田县万密斋医院药剂科 C 女士的访谈。
② 2011 年 2 月,对广州市中山口腔医院 D 医生的访谈。
③ 2011 年 2 月,对湖北省罗田县万密斋医院药剂科 C 女士的访谈。
④ 2011 年 2 月,对中山大学附属第二医院护士 W 女士的访谈。
⑤ 2011 年 2 月,对广州市中山口腔医院 D 医生的访谈。
⑥ 2011 年 2 月,对哈尔滨某骨伤医院副院长 L 先生的访谈。

到客观公正,加深了医患矛盾。有四位受访者表达了类似的意见:

　　媒体报道一些事情总是带有感情色彩,总是觉得患者是弱者,其实医生现在是一门很危险的职业。不知道为什么,媒体仿佛被框到一个架子之中了,有了"先入之见",一出现一些医疗事故之类的问题,媒体就好像不经过思考把矛头指向医生与医院。例如,一些医疗事故的报道之中,媒体会过分夸大医疗事故中患者的受伤害程度,放大少数庸医的形象,导致了人们对医生行业的不信任。其实,这样的最终结果是患者对医生的不信任,也将引起医生对患者的不信任及对治疗结果的担心,造成医生在很多关键时刻,望而却步,束手束脚,从而影响了医生对患者的行医治疗[①]。

　　第一类是对医疗事故的报道,这一类报道现在是做得比较多的。除了前面说到的真实性的问题,我还觉得这一类报道媒体基本都是站在病人立场上的。很多事情是有多方面原因的,有主观的,有客观的,很多时候医院和患者双方都有责任,但是媒体往往都是不考虑医院的,只是一味地站在病人一边指责医院。媒体应该客观、公正地报道医疗事故,这样的报道才有影响力,才能促进医患关系良性发展。还有一点,就是很多负面报道不敢提医院的名字,只敢说某某三甲医院,我觉得应该指出是哪家医院,这样卫生部门才好去调查,才能更好地体现媒体的监督功能[②]。

　　我认为当前媒体起到了监督和曝光医疗行业中所存在的问题的作用,促进了医疗行业的不断进步,但是有时没有客观和全面地报道,加深了患者对医疗行业的偏见。好的地方是及时地报道了有关的问题,不尽如人意的是报道为了博取大众的注意而忽视了问题出现的深层次原因,更有甚者是断章取义,推波助澜,加深医

---

① 2011年2月,对首都医科大学附属安贞医院心内科医生S女士的访谈。
② 2011年2月,对中山大学附属第二医院护士W女士的访谈。

患矛盾①。

> 有些大媒体报道比较公正，还可以理解。有的小媒体就是为了金钱，谁给钱替谁报道，谁给钱替谁说话。比如产生医疗纠纷的时候，患者方给媒体钱，媒体就站在患者的立场来报道。在这种情况下，医生和患者的矛盾已经很激化了②。

第二，记者的医疗专业知识有欠缺，采访欠深入，致使报道中出现常识性错误。其中一位受访者说：

> 感觉媒体记者往往调查不怎么深入，比如读了一些报道，感觉时有一些常识性的错误。通过读报纸感觉到，一些媒体记者往往给人高高在上的感觉，他们深入医院一线的好像不多，这也造成一些报道难免有错误③。

第三，对于医疗卫生知识的宣传普及做得不够，如：

> 媒体记者对于医疗卫生知识的普及不够，例如现在一些农村人随地吐痰的不好习惯依然大面积存在。其实，普及医疗卫生知识是一个很重要的事情，这仅仅靠医院力量也是不够的。在这方面，媒体也有自己发布传播信息的渠道，但现在，不知道为什么，大多数媒体却不愿投入精力去布道卫生知识。此外，像医药分家之类的政策有很多地方都没彻底落实，但媒体却对这个问题也不怎么关注④。

那么，在医务工作者看来，媒体应该担当什么样的角色？又应该如何从事医疗卫生报道呢？

有关媒体的角色，受访者较为强调媒体作为大众耳目的功能，认为媒体应为公众提供信息，帮助大众了解医院，监督医疗行业的正常运作。且看下面三位受访者的表述：

---

① 2011年2月，对广州市中山口腔医院D医生的访谈。
② 2011年2月，对哈尔滨某儿童医院院长D先生的访谈。
③ 2011年2月，对湖北省罗田县万密斋医院药剂科C女士的访谈。
④ 同上。

　　媒体应该是第三方眼，人们不可能生活在一个仅凭自己的眼睛和耳朵来观察现实的世界里，他们不得不依靠存在于人与现实之间的第三方"眼睛"和"耳朵"，即媒体，如果没有公共宣传，就很难创造一个成功的品牌。这第三方眼应该站在客观公正的角度真实地去报道医疗行业的好与坏的事，为保护各方的利益不受损害，惩恶扬善，作出该有的贡献①。

　　媒体的角色应该是中立的第三方，起到监督和曝光不良现象的职责②。

　　在当前国内医疗总体秩序还不尽如人意的今天，媒体还是要让老百姓更了解医院，更了解如何看病，同时尽可能地帮助监督医疗卫生服务运作秩序③。

　　关于媒体应如何从事医疗卫生报道，医务工作者较为强调的是以下几个方面：

　　第一，要客观公正地报道医院和医生，不要一味偏袒患者。有三位受访者强调了这一点：

　　对于媒体，我只希望他们能够如实报道。其实，当医生太难了，平时工作并不轻松，病人有时候也十分不理解，更有时候，稍不留心还会遭到患者的毒打，甚至有生命危险，医生也是"高危职业"。众所周知，医患关系和医疗纠纷已经越来越多地被社会公众所关注，每当患者与医生发生冲突，人们总是习惯性地站到患者一方，医生受到言语和暴力侵犯的案例也很多。在要求我们医生遵守职业道德的同时，我们仅仅希望媒体能够坚持自身职业操守，还医生群体一个公道的说法，公正报道医生、医院以及医疗行业④。

---

① 2011年2月，对大庆市总医院集团银浪医院医生P先生的访谈。
② 2011年2月，对广州市中山口腔医院D医生的访谈。
③ 2011年2月，对中山大学附属汕头中心医院肿瘤科医生Z先生的访谈。
④ 2011年2月，对首都医科大学附属安贞医院心内科医生S女士的访谈。

希望媒体能够客观、全面报道医院和医生,而不是为了迎合大众、吸引眼球而故意曲解和歪曲事实真相①。

当然希望媒体能够客观、公正地报道医院和医疗行业。我平时也没有特别关注媒体的报道,留意比较多的只是一些医生在媒体上做一些季节性的保健知识宣教一类的节目。我认为媒体对一些医疗事故的报道的真实性并不可靠。因为根据我的经验和了解,在发生医疗事故的时候,医院对事件都会有所隐瞒的,所以记者很难做到完全彻底、准确地了解事故的具体情况,也就不能做到完全如实的报道②。

第二,要多从积极、正面的角度报道医院和医生,这一点也有多个受访者提及:

作为一名医生,我更希望媒体能够正面地、积极地报道医院、医生,去发现医疗行业之中的真善美,弘扬优秀医疗工作者的高尚医德,让社会公众公允地认识医生。回归现实,我们去解读媒体眼中的医生、医院之时,"微笑的屠夫"、"白蛇"……这些称谓让诸如本人之类的辛苦在一线的医生难免感到心寒,满肚子苦水无处说。我想这很多是因为记者误读了医生,个别不良媒体又推波助澜,让社会对医生以及医院有了不公正的认识③。

其实,现在医生大多数是很仁慈的,不会刻意习难患者,都很是替患者着想的,希望媒体能够真实呈现。媒体所暴露的一些医疗红包腐败以及其他问题仅仅是少数,并不能代表大多数的医生。我不怎么懂媒体,但是我知道媒体的力量很强大,我们是医生,我们也需要更多的理解与信任④。

---

① 2011年2月,对广州市中山口腔医院D医生的访谈。
② 2011年2月,对中山大学附属第二医院护士W女士的访谈。
③ 2011年2月,对湖北省罗田县万密斋医院药剂科C女士的访谈。
④ 2011年2月,对首都医科大学附属安贞医院心内科医生S女士的访谈。

实际上医疗队伍中也不乏白求恩、李时珍，但现在为什么医生在百姓心目中这么不尽如人意，我觉得媒体有一定关系[①]。

第三，在从事医疗卫生报道时，要尊重医疗行业的专业性，要谨慎求证，避免知识性错误。

对有些医疗事件坚持"有所节制"的报道。医学专业性很强，并且现在很多医学问题尚没有答案，医学是一个高风险的领域，很多医疗事件也不像记者所描述的那样简单，希望记者能够尊重事实，并且对一些不明之处要谨慎求证，求证后再去报道，不要不顾及事情的真实情况，而信手发稿[②]。

二、普通受众对医疗卫生报道的评价

对于非医务工作者，我们主要就以下问题展开了访谈：

第一，您觉得当前媒体的医疗卫生报道（如看病难、看病贵、医患纠纷、医改方案等）做得如何？有哪些好的地方？有哪些不足的地方？

第二，您比较信赖哪些媒体的报道？为什么？您比较不喜欢哪些媒体的报道？为什么？

第三，您认为媒体的角色是什么？媒体应如何报道与医疗问题有关的新闻？

第四，您个人印象最深的有关医疗行业的报道是什么？

第五，您有过与媒体打交道的经历吗？

在9位受访者中，有4位给出了正面的整体评价：

当前我国媒体的医疗卫生报道做得还可以，而且越来越透明[③]。

---

① 2011年2月，对哈尔滨某儿童医院院长D先生的访谈。
② 2011年2月，对湖北省罗田县万密斋医院药剂科C女士的访谈。
③ 2011年2月，对济南大学政治与公共管理学院讲师S女士的访谈。

随着互联网的普及和深化,我觉得现在媒体关于包括医疗卫生服务方面信息在内的报道已经能满足我的基本信息需求①。

我觉得做得越来越客观,但还是需要不断提高②。

总体上讲,媒体的医疗报道比较客观、公正、理性,特别是很多主流媒体在把握报道的量和角度上都较为恰当③。

有1位受访者直接给出了负面的评价,认为媒体做得不好,医疗卫生报道还很不如人意④。

对于媒体做得好的方面,受访者谈得并不多:

做得好的是,一些报道勇于揭露现在就医中存在的问题,起到了很好的舆论监督作用,而且达到了很好的效果。例如,对于过度治疗作了报道后,现在在广州去看病(特别是感冒之类的小病),医生开的药明显比以前少多了⑤。

我认为现在媒体对医疗卫生行业还是比较关注的,报道的新闻比较多,这是优点⑥。

对于医疗卫生报道存在的问题,受访者都充分地发表了自己的意见,综合起来主要有以下几个方面:

第一,有些媒体在从事医疗卫生报道时,动机不纯,为了自身的经济利益,一味追求轰动性,以吸引受众眼球。如有位受访者认为:

我好像感觉大多数医疗新闻都是"经济迷",即关注媒体报道能不能吸引人们的眼球,能不能为报社挣更多钱,而不是十分关注医疗报道的科学性、准确性,以及公正的立场。

首先,有些媒体的医疗报道好像不是在为读者服务,而是围绕医药商、特殊医院(例如整容医院、妇科以及男科医院等)做宣传。

① 2011年2月,对中国平安人寿保险股份有限公司汕头中心支公司 W 先生的访谈。
② 2011年2月,对广州大学 J 先生的访谈。
③ 2011年2月,对大连中和祥房地产开发有限公司 L 女士的访谈。
④ 2011年2月,对哈尔滨某机关公务员 T 先生的访谈。
⑤ 2011年2月,对广州大学 J 先生的访谈。
⑥ 2011年2月,对广州华立投资有限公司行政部 L 女士的访谈。

例如,一些省市电视台几乎办成了医药广告台,有些报纸也用大篇幅打着"养生"等概念刊登了许多医疗保健品的文章;其次,一些媒体有关医疗事件,例如医患关系、医疗费用问题的报道往往在制造或放大"矛盾"与"冲突",其实,读来感觉很多医疗报道缺乏实事求是的分析,调查也不深入,蜻蜓点水,有时立场有失公允,为了造噱头,不顾事实,造出好看的"情节"与"故事"。在一些媒体上,我们也看到不少医疗报道缺乏语言的规范性,不乏一些侮辱性的字眼①。

有一些不好的倾向值得注意:(1)过度炒作;(2)过度追求吸引读者眼球;(3)妄下结论,不尊重医疗卫生规律②。

第二,报道不够深入,报道质量不尽如人意。且看下面三位受访者的看法:

从质量上来说,也参差不齐,感觉仅有少数新闻报道有扎实采访③。

不足是追踪报道和后续报道不是很多,所以挖掘的深度还不够。特别是对于看病难、看病贵等老百姓普遍反映的问题的报道还是停留在一个比较浅显、表面的层次上,当然可能这也跟国家在整体上还没有提出能够根本解决这个问题的方针政策有关吧。但也正是因为如此,媒体肩上的责任也就更加重了几分。每次国家推出新的医疗改革方案、药价下调等措施的时候,我感觉我们的媒体几乎都是一边倒地唱赞歌,举个不一定恰当的例子,就像本该是一场辩论——至少是讨论会,但到我们这里变成了演讲会,国家表述完自己的规划、方案后,没有建议,没有质疑,更没有批判,媒体忽略了自己的这些职能,甘心沦为只会鼓掌和喝彩

---

① 2011年2月,对新疆伊犁州尼勒克县人民法院研究室Y先生的访谈。
② 2011年2月,对大连中和祥房地产开发有限公司L女士的访谈。
③ 2011年2月,对新疆伊犁州尼勒克县人民法院研究室Y先生的访谈。

的观众。这一点我认为很不好,虽然我也知道这里面有很多方面的因素在作怪①。

报道了问题,追踪解决情况不够。医患纠纷的报道尤其如此,就是报有这事儿,最后不知道怎么解决的②。

第三,舆论监督力度不够,有些负面事件未能及时公开报道。有2位受访者表达了相似的观点:

我觉得媒体做得不好,还很不如人意。因为媒体目前还不能客观公正地报道医疗机构的很多阴暗面。尤其是一些知名的大医院,看病难、看病贵、医患纠纷等问题,媒体不敢公开报道,为患者讨回公道。病人看病治病过程中都存在着许多霸王条款,媒体的监督还远没有到位。但是有些重大涉医案件能够被曝光,这点比较满意③。

报正面的多,报负面的少④。

在被问及比较喜欢哪些媒体的医疗卫生报道时,受众的回答较为一致,几乎所有受访者都选择了负责任的媒体,尤其是省级以上的媒体。

根据访谈结果,最为受众所看重的主要有两个因素,一是报道的真实性,二是民本立场和受众本位。受访者的具体表述如下:

我个人比较喜欢两类报道,第一类是中央台的新闻,因为感觉上中央级的媒体报道地方的新闻特别是负面新闻的时候承受的压力没那么大,所以可信度也相应高一些。第二种就是一些做得比较好的民生新闻栏目,比如说全国各地都有类似《今日一线》的这种节目,贴近百姓生活,为人民群众说话,事实上这一类新闻在现实生活中起到很大的作用⑤。

---

① 2011年2月,对广州华立投资有限公司行政部L女士的访谈。
② 2011年2月,对哈尔滨某高校教师X先生的访谈。
③ 2011年2月,对哈尔滨某机关公务员T先生的访谈。
④ 2011年2月,对哈尔滨某高校教师X先生的访谈。
⑤ 2011年2月,对广州华立投资有限公司行政部L女士的访谈。

比较信赖能够客观、公正、以实事求是为根本基准的报道,如《凤凰周刊》《南方周末》以及中央电视台关于医改方面的报道;不喜欢的是那些不立足事实、不负责任的报道①。

比较喜欢、信赖党报党刊以及政府权威新闻发布机构的报道,而从不喜欢和听信小道消息以及道听途说的传闻。信仰、职业和性格使然②。

我比较信赖中央台、省卫视台、《广州日报》《羊城晚报》、新浪网、搜狐网等媒体的报道。不喜欢娱乐媒体的报道,有猎奇的嫌疑,有为吸引眼球而报道的味道③。

对于媒体的角色,此次调查中的受访者多有清晰和准确的认知:

社会的喉舌、良心,聚集起大众舆论的力量对社会进行监督,从而推动社会进步,完善社会治理④。

媒体发挥着新闻发布、探究事件真相以及沟通协调的作用,是政府机构与社会公众的桥梁⑤。

我认为媒体的职责就是对事件客观报道⑥。

我认为媒体的角色(作用)主要在以下几个方面:

一是传播信息:媒体是进行政治沟通的有效工具,因为它比面对面的直接沟通更具优势。

二是影响舆论:媒体不仅是舆论的表现渠道,而且可能通过对特定事件作广泛而深入的报道以及有倾向性的评论,引起公众对该事件的注意,并动员社会上尽可能多的人就当前话题发表意见。

三是设置议程:媒体通过加大对某些问题的报道量或突出报道某些问题,能够影响受众对这些问题重要性的认知,由此可以设定社

---

① 2011年2月,对大连中和祥房地产开发有限公司L女士的访谈。
② 2011年2月,对济南大学政治与公共管理学院讲师S女士的访谈。
③ 2011年2月,对广州大学J先生的访谈。
④ 2011年2月,对新疆伊犁州尼勒克县人民法院研究室Y先生的访谈。
⑤ 2011年2月,对大连中和祥房地产开发有限公司L女士的访谈。
⑥ 2011年2月,对广州大学J先生的访谈。

会的议事日程,从而迫使政府把这些问题纳入自己的议事日程。

四是监督政府:媒体作为一种批评者,对民主政治良性运行的作用很早就为人们所公认,政府丑闻一旦被曝光,往往会激起社会的强烈反响,正因为如此,媒体往往被称为立法、行政、司法之外的"第四种权力"①。

媒体应该客观公正,为百姓、患者说话,充当人民大众的保护神②。

对于医疗卫生报道的原则,大众也有较为一致的看法:

媒体参与医疗报道,我想要遵从几个规则,首先是要尊重事实,或者说讲证据。我认为,媒体的医疗报道应该宁缺毋滥,要确保每一篇都真实可信,不能弄虚作假;同时,要注重科学性,医疗卫生行业有自己的特殊性,比如医疗的高风险,有时候需要更多宽容。

当然,只有报道了才有关注,只要有了关注,就会有解释,就会有更加深入的了解,很多行业(包括医疗行业)内的潜规则也会跃入大家的视野。从这个角度来说,对于医疗行业的痼疾以及各种问题,还是希望有更深入的关注③。

媒体在报道有关医疗问题的新闻时,应该做到绝对客观公正公开,披露事件真相,是非分明,勇于承担责任,立场坚定④。

对于与医疗问题有关的新闻,我认为媒体应该站在第三者的角度,做事实跟踪。要注意舆论的导向作用,不要让读者对医院产生对立的情绪。对负面的事情要做深度的跟踪报道,报道事情的最终结局。对于医疗事故等不可避免的事情,读者还是可以包容的⑤。

---

① 2011年2月,对大连中和祥房地产开发有限公司 L 女士的访谈。
② 2011年2月,对哈尔滨某机关公务员 T 先生的访谈。
③ 2011年2月,对新疆伊犁州尼勒克县人民法院研究室 Y 先生的访谈。
④ 2011年2月,对济南大学政治与公共管理学院讲师 S 女士的访谈。
⑤ 2011年2月,对广州大学 J 先生的访谈。

至于媒体应该如何报道与医疗问题有关的新闻,我觉得这个范围可以不用限制在医疗问题上,对于所有的问题,媒体都应该坚持客观、公正、准确。媒体要敢说话,能说话,会说话①。

媒体应当有针对性地多报道一些医疗当中存在的问题,少进行歌功颂德式的报道②。

媒体应客观公正及时地反映情况,不要粉饰问题③。

小结

综上所述,比较医务工作者和普通受众对医疗卫生报道的评价,可以发现以下特点:

在整体评价方面,与医务工作者相比,普通受众给出的正面评价更多。

对于医疗卫生报道所存在的问题,医务工作者最典型的意见有两点:一是普遍抱怨多数报道偏向于患者一方,未能坚守客观与平衡;二是记者的专业知识不够,在报道中往往出现常识性错误。有意思的是,我们没有发现普通受众指责报道偏向医院,他们的意见主要集中在以下两个方面:一是某些记者与媒体动机不纯,一味追求轰动性;二是舆论监督力度不够。

谈及如何改进报道,医务工作者最为强调的是要公平对待医生和医院,多从正面的角度报道医院和医生。普通受众更为强调的是多反映医疗卫生领域存在的问题,少做歌功颂德式的报道。

第二节 个案分析:批评与回应

对于记者而言,报道争议性事件充满风险。由于当事各方立场不

---

① 2011年2月,对广州华立投资有限公司行政部 L 女士的访谈。
② 2011年2月,对哈尔滨某机关公务员 T 先生的访谈。
③ 2011年2月,对哈尔滨某高校教师 X 先生的访谈。

一、意见相左,对于同一事件的起因、过程、性质、责任,往往有着不同的看法,均本能地期望记者的报道能反映自身的利益诉求。而记者的任务则是尽可能客观全面地还原事件的真相,势必难以满足各方的期望。加之记者受到主客观条件的限制,在报道文本中有可能出现或大或小的偏差。一旦报道出炉,很有可能引发强烈的反弹。具体到医疗卫生报道领域,这一现象就直接体现在医疗纠纷报道上。在这方面有两个典型的案例:前文已提及的《中国青年报》有关"南平医闹"事件的报道、央视有关哈尔滨"天价住院费"的报道。

接下来,我们就对这两个案例进行具体分析,主要探讨以下问题:是什么人针对报道提出了何种批评? 记者给出了何种回应? 如何看待报道刊播后记者与作为利益相关方的特殊受众群之间的互动? 媒体与记者可以从中得到何种启示?

一、个案分析一:《南平"医闹"事件是是非非》所引发的批评与记者的回应①

2009 年 6 月 29 日,《中国青年报》刊出记者董伟就"南平医闹"采写的报道《南平"医闹"事件是是非非》,该报道同日被作者放在了其本人的搜狐博客空间。让人惊讶的是,跟帖潮水般涌来,仅在此篇报道后,跟帖就达 51 页之多,其中,只有一篇帖子站在患者的立场发言,其余均为批评的声音。

先来看站在患者立场发言的那篇帖子:

> 从头到尾看了文章和留言,有两个发现:其一,董记文章叙述不尽翔实;其二,留言者多为 * 院医生,且多为高知能言者。董记文章水平如何读者皆一目了然,但我想对诸上"白衣天使"的态度说两句。医生古语有云:医者父母心。试问现在的医生护士还有

---

① 说明:本个案中的帖子全部来自《中国青年报》记者董伟的搜狐博客,http://ptdongwei. blog. sohu. com/119952122. html。

几个怀有"父母心"。或者说这样要求你们太过严厉了(毕竟与患者无亲无故),但你们也应学学患者心理学、患者家属心理学,试着了解一下当你的亲人处于病痛甚至病危、病亡的情景之下的心情,以避免在此情景之下出现冷漠、推脱态度而引发患者家属的情绪失控。在此事件中有村民无知之成分,也有政府不作为的成分,当然也有医生职业素质甚至职业操守不够高的原因在里头。所以事到临头,村民的不法自有司法部门去追究(追究与否,在政府不在个人),政府官员不作为乱作为酿此重大事件上级应有处理,但身为高级知识分子,手握救命手术刀的"白衣天使"们也该冷静自省,毕竟我们也有父母兄弟姐妹,也会有患病家属,宜将心比心。

发布者 文冠果34529432860 ✍ (http://good-lookingking.blog.sohu.com/)7月1日08:55

除了上面这篇帖子,其余均为批评的声音。细加考察,这些批评全部来自医务工作者阵营,主要有以下几种类型:一是非理性的谩骂;二是讲述事件的经过;三是指责记者偏听偏信;四是质疑报道的真实性、准确性、客观性。

谩骂类的帖子文字简短,有的质疑记者进入中青报的途径:

好一个董大记者,好一篇"实事求是"的报道!

质疑你进入《中国青年报》的渠道是否公平合理!

要么你的水平能力太差,连孰是孰非都分辨不清,要么就是思想品质极其败坏,除了献媚逢迎,完全不知合格的记者操守为何物。不论是哪种情况,都是中国媒体的悲哀!

发布者 风入松1966 ✍ (http://youyutianlanyuyu.blog.sohu.com/)6月29日14:51

有的指责记者做有偿新闻:

董伟你收了病人家属多少钱,昧着良心写下这篇不实的文章。还实事求是,简直是道听途说。

发布者 hanxiao0425 ✍ (http://yuhan69.blog.sohu.com/)7月

5 日 15：24

有的干脆写打油诗表达愤怒：

> 医生有罪；
>
> 护士有罪；
>
> 治病有罪；
>
> 救人该死。
>
> 发布者　东坡义士 🏶（http：//amblj. blog. sohu. com/）6 月
> 30 日 21：51

还有的用词恶毒，纯属发泄。

讲述事件经过的帖子主要有两篇，一篇题为《医院史上黑色的一天》，文章长达 2 100 多字，该文以第一人称叙事，详细讲述了事件的全过程，重点反映死者家属及医闹的无法无天，政府、医院领导和警察的不作为。文尾的备注说明：作者为南平市第一医院实习生，且亲身经历了当天的冲突过程。另一篇题为《医闹　我们还要忍多久(声援南平市第一医院)》，文章内容与前一篇相类似。

有帖子批评记者采访不深入，只听一面之词：

> 我看了董记者的《是是非非》一文，在貌似公正、客观的文章中，我发现董记者除了去了一趟死者家，走访了很多愤怒的家属外，竟然看不到他去过医院，采访过任何医生的踪迹来。不知道中青报的董伟记者为什么不采访被扣在十四楼的那两位医生，他们是直接当事人和受害者，也许董记者以找不到他们，他们拒绝采访为由搪塞我们。那么既然只采访患者一方，又怎么保证写出来的东西是客观公正的，大约董记者不愿接触医生，或是根本就在卫生局的办公室里草草写了一篇自以为是的文章。
>
> 发布者　anonymous8352 🏶（http：//strollonline. blog. sohu. com/）6 月 29 日 16：22

有帖子直接责问记者为何未采访被打的张旭医生：

> 拜读了您的报道，很是失望。听说您去了患者的太平镇，采访

了患者的家属,可是您采访医院的医生了吗? 我就您所说的事情,询问了张旭医生,他说是拒绝了你的采访! 可您有问他为什么吗? 您知道吗? 当初福建的《海峡都市报》和《东南快报》也采访了他,他告诉了他们基本的事实,可是后来你的同行们怎么写的您知道吗? 他和我说,他太心灰意冷了,他觉得和你们说事实也是没有用的,他认命了!

发布者　sunflower 浮云 1137113 6 月 29 日 16:39

质疑报道真实性的帖子占了相当大的比重,主要有以下几种意见。一是指记者隐去了某些不应该省略的细节:

大记者同志,您的报道写得真好,很多关键东西您根本不知道还是不想写??? 患者尿毒症晚期,本来就病危,您没说。患者家属雇佣 100 多个社会闲散人员打砸医院,恶意伤害医护人员,过后每个参与打砸的人获得 100 块劳务费,您没说吧? 医生被砍那么多刀,您没说吧?

患者家属的犯罪行为没有得到处理,这属于刑事犯罪,您没说吧? 警察和政府不作为,只要求医院赔钱了事,甚至不追究对方的刑事责任,您没说吧? 您只报道了医生只受皮外伤,你不知道几个医生被刀砍刀刺的伤害,现在还要自费掏钱做手术,你这也不知道吧??? 家属拒绝走正规法律途径,只要赔钱,这个您不分析一下吗? ……您大记者完全站在了公正公平的角度来报道这件事,您没带有一丝丝个人的情感在里面,没有任何添油加醋,只是少报道了一些东西而已,而这些东西却恰恰可以引导群众舆论导向,引导不明白真相的老百姓的倾向性发生转移。

发布者　社会青年学生 (http://blog. sohu. com/people/marx1981/) 2009 年 6 月 29 日 13:33 回复

也有人指责记者照片使用不当:

董记者的文章中引用了患方伤者的大幅照片,那么被打伤的医生呢? 该事件中有 10 余名医护人员受伤,而患方受伤的只有一人，为什么你单单要选这唯一呢？是否你从一开始就站在了医护人员的对立面？这样的报道又有何公平、公正可言？

还有的质疑记者立场：

> 董记者的文章，通篇读下来，感觉就像小学生的流水账，实在有失大社记者的水准。全篇就是这几句话，先发生了……，然后又发生了……，然后谁谁谁出来说……，然后又发生了……

> 发布者　旧地板 26285944 🐾（http://jiudiban.blog.sohu.com/）
6 月 30 日 12:26 回复

当中，最有代表性的帖子来自一位署名李红晨的作者，作者抄录报道全文，针对其认为有问题的报道，以红色字进行评论和诘问：

> 我来说说董大记者调查后面的真相。

> 1. 在农村可以同时养 80 头猪却生活艰辛？董记者想骗哪个？按照一头猪只值 3 000 块计算，都有 24 万，此人的生活在中国 90％的医生生活水准以上（加上村医）。每个月单是猪的饲料钱起码 10 万左右，前几天我妈送头猪，300 多斤，收了 2 000 左右，我亲自抬的、收的钱，现在活猪的单价一般在 4—5 块，你自己算算多少？最少都是 3 块多，一般菜市的肉价的 50％—70％就是活猪价格，你就继续愚弄全国的医生、你的上级、全中国的老百姓吧。这种有 80 头猪的人绝对单是雇佣的工人都好多个，你以为人有 4 只手哇？80 头猪这么容易忙活过来的？死者生活辛苦是有的，但是艰辛是绝对的谎言，说不定还是周扒皮呢，你以为周扒皮不辛苦？挣钱吃饭都辛苦的。

> 2. 农村人因为结石引起尿毒症的不在少数，包括我们国家还有大学生有肾病到达尿毒症才检查、治疗的很多啊，作为媒体记者，你就不知道你的同行报道这种事情已经有多少？为掩盖真相，愚弄你的同行？（注：针对报道前三段的批评）

> 此前在 92 医院的检查结果网上都已经公布，绝对的随时死亡患者，92 医院已经明白表示随时可以调阅病历，董大记者为什么

不报道患者在 92 医院等其他医院的检查、诊断结果？居心何在？生怕医患和谐？生怕此事情闹得不够大还是如果写出来会影响你的封口费？早上出门、晚上不能回家的大有人在,所以我每天早上庆幸有醒过来,晚上庆幸回家,不说别的,中国每年因车祸死亡的人口大约好像在 80 万左右,你就敢保证每天出门都能够回家？包括你董大记者,哪天出门因为车祸不能回家的可能性也是非常高的。(针对第四、五段的批评)

好好的人到医院干什么？除了神经病会没事到医院外,好好的人到医院想挨刀？通篇胡言乱语。听说过猝死没有,健康人都可能的,海曼的身体比你棒吧？怎么死的？所以你非常有机会猝死,至少在医学上这种可能性存在,所有人都存在,你绝对不能幸免。(针对第六段的批评)

至于报警的事情,我相信双方都报警了,因为很多医院发生事情的时候都是这样子的,大家都在第一时间想到警察,希望警察不一定马上处理,但是都希望在第一时间留住证据,因为在当时谁也不知道证据对谁有利,我们还遇到过抢救时没有及时写病历,＊＊＊为医生站岗写病历的事情,因为属于 6 小时内？我甚至怀疑你知道我说的 6 小时指的是什么不？因为你通篇的所谓调查无论是法律水平还是写作水平以及推理都没有我优秀,只是我没有你命好,我搞的医疗,你是记者而已,也许是我没有一个好爸爸的缘故。试图封存病例会惹恼家属？当时是否有警察在场？封存病例的程序是怎样的呢？请你去问问卫生部,那是卫生部以国务院的名义公布的。(针对第七段的批评)

其实家属就是想要钱,都希望像迈克尔·杰克逊一样为自己的后人留下财产,只是没有人有杰克逊的水平,死后可以留下 200首没有公开的乐曲,就想到讹诈医院,这不是简单化要求,而是家属本身就只希望要钱,要钱后好埋那具尸体。你以为家属这么说就可以掩盖真相？法院判决都要双方发言,一般交叉的部分比较可信，哪有像你这样只调查患方就轻易做结论的？你以为你比法官还牛？

另外村长的话简直就是蛮不讲理，我怀疑此人作为我们村一级政权的法人在选举时是否存在贿选的问题，或者是因为家族庞大，占的票多，如果不存在贿选而是属于后一种情况，那么可以想象那个村其他姓氏的村民的地位如何。但是现在撤乡并镇后，某一个姓氏想在村里成为高种姓基本不可能，所以贿选可能性增大。但是不管如何，作为最基层的一级政权法人，怎么说也得要有点水平才行吧？南平难道没有在官员选举出来后进行基本的法律培训？他怎么对得起他每月的工资和奖金？……既然已经当选，我们甚至可以宽容到不追究他如何得到职位的……但是最起码不给党惹麻烦、不给政府添乱吧？他不但不劝阻，反而煽风点火，难道我们就如此容忍这种人混迹于我们的基层政权？上级政府在干什么？也在维持秩序吗？（针对第八、九段的批评）

此处已经打下不应该赔钱的伏笔，是董大记者在偏心的情况下写的，哪怕事实真相远不止于此。你究竟是因为封口费诱人还是因为当地封锁消息？我倒是宁愿相信属于后者，因为那是目前通行的做法，但是中青报毕竟属于大报，如果是因为封口费，你想过后果没有？激情犯罪的人不在少数。（针对第十段的批评）

我不相信医生会这么说话，现在每个月大小医院都有几起纠纷，医生已经非常害怕了，基本没有可能会这么说。当事人应该是属于法律上的利害关系人，所以医生说没有说也不可信，需要当时的住院病人和病人家属来证实才有效力。（针对第十二段的批评）

好好的人死在医院，还是那句话，没有病到医院本身就说明病得不轻。限制他人人身自由，有本事做这种事情，就应该有本事承担责任，事情已经发生，责任已经明确，警察凭此就可以抓人，检察院已经可以提起公诉，当事医生已经可以告自诉状了。（针对第十三、十四段的批评）

是否今后人人都可以说"你敢抓人就自杀"？自杀属于完全民事行为能力人的自主决定，后果自己负责。董大记者究竟是想宣传什么？我越读越感觉你在违背你的职业要求、违背国家法律……（针对第十五段的批评）

……同样不懂法律，有人就可以当村长并指使、指挥善良的人们闹事，毁坏国家财物，妨碍别人安全就医的健康权，扰乱公共秩序，为什么不承担法律后果？医院是国家的，医生在上次那个反腐败的两高的文件中属于国家公职人员，那么此人危害国家公职人员安全、妨碍国家公职人员依法履行公务又该当何罪？建议当地司法机关严格执法，为构建和谐社会作出应有的贡献。

这是什么？怪不得到处都是压马路、封公路的闹，硬是以为法不责众？呼唤法制保障下的和谐社会。

屈辱的协议，被人限制人身自由、被人随意打杀、被人任意封堵、任意砸烂的地方，我们真的属于国家的医疗机构吗？真的属于国家公职人员吗？我们真正的定位是什么？好像除医生外没有可以被人随意打杀、限制人身自由的国家公职人员；没有可以随意被抢占、随意被损坏公物的国家机关。总得有人为国家财物买单、为国家公职人员的肉体和心灵创伤买单，总得有人为此承担责任……单是侵犯别人的健康权和安全就医权都可以请其他人起诉这个村的村民及其村长，尤其有心脏病因为此次事件恶化的病人和病人家属，法律赋予你们的权利不能放弃。

此事之后，又岂止是南平第一医院看病遭拒？印度国父提出的是什么主张？我们不会去违法的，董大记者，我们属于文人，虽然秀才造反，3年不成，何况中国的医生是绝对不会干这种事情的，但是我转行、我没有本事看这个村的人的病，好像可以的吧？建议全部到北京协和看病去，他们病得不轻，一个正常死亡会闹得全国医生心寒、束手无策，需要全国医生大会诊，难道不是病得不轻吗？

另外,董大记者,通篇文章没有看到你调查到一个医生,唯有张旭拒绝采访,现在这个时候,你难道不知道是为什么吗? 但是因为没有采访到当时的医生,也没有采访到不是医生或者其他的旁观人,一面之词你认为你的报道有价值吗? 可能有价值,价值几何你可以告知吗? 希望你能够站在公正的立场来证明你这篇文章没有金钱的铜臭,谢谢你的合作。

　　From:红晨　李〈lhc6652@yahoo.com.cn〉

　　Subject:请问读后感

对于这封署名来信所提出的问题,董伟在自己的博客中给予了正式的书面答复:

就南平医闹报道答网友的信
2009 年 7 月 5 日 11:26

　　感谢李红晨(?),您是为数不多的实名(?)来信的,而且是通读完稿子的人,不像有些医生,文章没读一段就污言秽语恶毒诅咒,很失医生精英群体的样子。

　　做报道就像医生看病,允许大家质疑和发问的,哪怕是像您这样怀疑背后是否有铜臭的,都可以,但是不管三七二十一,上来就骂,这和医生们看不起的医闹区别有多大? 请您去看看我的博客,您的同行所为。

　　说一下作为记者的想法,医患是两个方面,不能只听医生的,也不能只听患者的,我想这个原则您不会反对吧?

　　那么,针对您的发问,不妨说一说。

　　关于**猪**的事情。猪有成猪有仔猪,您用出栏的通算,恐怕也有失公平。杨俊斌一家人十几口养猪,以他为头儿,也不是不可能吧。我承认一点,我看到几十头,但是没去具体数。当时杨家治丧,您是否觉得合适去数? 想必您也知道农村对红白喜事的看重程度。

　　关于**尿毒症**。这是很多医生愤愤不平的。首先,我想问,

6 000块在三级医院能做什么检查、什么手术？您是业内人士，您说说看。其次，即便是第一医院的专家和医生们，在当时也没有发现杨家原来的检查吧，事后发现的。医患双方在我采访时都没告诉我，我不是神仙，不能知道。再者，我在下文中提到了双方的协议，协议中双方对疾病的认定我也照实记录，您是否注意到？

关于死者的身体状况。我采访的目的是让大家看到纠纷是怎么升级的，医生和患者是怎么由于不同的看问题（角度）而越闹越僵的。您现在读了大学，了解医学，但是农村人可未必知道。如果您生活在农村（这种假设没有任何别的意味），就知道农民对疾病的知识的缺乏，他们只要能动能走，就认为这个人身体还可以。我认为，就是这种观点，导致他们不能接受亲人的死亡而大闹特闹的。他们说，人好好的，也就是这个意思吧。我想，第一医院的专家也没有意识到杨俊斌会突然死亡吧，否则肯定事前一定会充分告诉家属的。在一个突变面前，杨家不能接受，您认为这不可理解么？当然，我记录他们的说法，并不是我一定就同意他们的说法，但是媒体实录是基本的理念，尤其是在纠纷面前。就像您说的，记者不是法官，不断案。

关于村长的水平。这个我不能决定。他的工资也不是财政发的，请了解。不过，我不认为，他的担心是多余的。这一点在我的另一篇稿子里协和袁钟也说到了，比我说得清楚，您愿意的话可以看看。

关于张旭医生。我非常同情张医生的遭遇，这也是我通过很多朋友约他采访的原因。然而，非常遗憾，他还是拒绝了我。很多医生说拒绝背后的原因，我也表示理解，但是一个事实没法改变，他放弃了表达的机会。我的报道里也明确地说了这一点。至于张医生是否说过那句话，您方便的话可以跟他求证。我写出来至少还是家属这么说，不是我编造的。您"相信"却是纯粹主观判断，没有客观证据。以此来否认，说服力不太足吧。不过，如果我的报道对张医生的生活有什么困扰,我非常的抱歉。这也是我做记者的困扰。就像去年汶川地震,当我震后第二天采访那些遇难者家属时,我也为让人家回忆伤痛而感到难过。可是,它就是这么个职业。就像医生的心要比一般人硬一些一样,因为你们天天见病痛,如果感情丰富,恐怕当不了好医生。扯远了。

关于政府和警察的作为。对此,我个人也觉得很说不过去,所以报道中如实地记录。另外一篇文章里,中国政法大学卓小勤也很激烈地批评了,指出这种饮鸩止渴的行为的危害。这方面我还能做什么?您如果有理性的建议,我会考虑。

关于是否采访医生。这个丁香园网站站长可以给我作证。如果真到了必要的时候,我也可以找到被我采访的医生出来,但是现在我必须尊重采访对象的要求,不公开他们的名字。您了解他们匿名的压力苦衷吧。没出现他们的名字不代表我没采访医生。

关于立场。您是医生,自然向着医生,这可以理解(不过如果是论是非,请稍微跳出来,否则就不能服人,您觉得呢?)。我是记者,我就要客观报道两方,给两方都有说话的机会,也许受到条件的约束(比如我没采访到张医生和余医生),我不能完全做到披露全部真相,但是我努力那么做了。这里面并没有袒护患者的意思——他们的暴行我在报道中也没有任何掩饰,当然,也没有偏向医生。请理解。

我对报道的理解是忠实地记录这次医闹的前前后后,尽量让大家看到事情是怎么一步一步糟糕起来的,以及医患之间多么大的鸿沟,从而给公众、决策者提供"全像",或许能为事情的解决带来些许用处。就像医生看病一样,大家要了解病症的严重,方能找出办法来。这就是我认为的价值,您可以不同意。

关于金钱。呵呵,我想您不会认为医院或者政府给我钱吧。那么,您是怀疑家属给我钱么?在一个办丧事的农村家庭,不要说人家不可能给,即使给,我的手也伸不出去接。不知道您可不可以。况且,家属用那么大的代价换来的钱会轻易给谁? 可以告诉您,我出差的一些费用都是自己垫上的。有些时候,我的中青报的同事老师们看到采访对象生活困难,还会给采访对象一些资助。我赶不上他们,但是也做过类似的事情。

这几天,一些医生给我留言,发邮件,大骂特骂……前面我还看看,后来这种只是骂人的我就直接删掉了。

作为跑卫生口的记者,我了解医生职业的辛苦、收入的扭曲,尤其是青年医生更是不容易,受了很多委屈。我过去多次报道过这些。《中国青年报》也一直关注医改,希望能为这项事业作自己的贡献。不过,这并不能要求我或者我们的报纸只替医生说话,完全无视患者的存在。就像这次如果我只是痛说医生怎么被打怎么受到了不公正待遇,那么也许医生们就不会这样骂我了。然而,这违背记者基本的职业道德,违背我学校老师一直的教诲,《中国青年报》的领导也不会允许这样的稿子见报的。

这是我的回复,不知道是否解答了您的质疑。如果还有问题,可再来探讨。只要是理性的声音,我都不怕交流。如果您也加入骂人的队伍,那么,请恕我不奉陪。好么?

董伟的答复发出后,得到了个别网友的理解,但更多的网友并不接受记者的解释。其中一篇有代表性的帖子是这样说的:

董记者,你完全没有改过的诚意,你在为你的失实报道辩护! 首先你的立场就不是公平的,客观就更难以谈起。患者是值得同情,但是你对医闹事件报道的时候,是无辜弱势的医生更无助,但你的报道中没有他们的声音。医生遭医闹非法辱骂砍伤后,不但不被理解,还被要求加强医德教育,赔款21万。既然是医闹事件,就不是简单的医疗纠纷,医闹的性质你该明白吧! 而你却引用了患方伤者的照片,那么被打伤的医生呢? 该事件中有10余名医护人员受伤,而患方受伤的只有一人,你引用的照片,是不是在误导民众? 要记住这是医闹事件! 不是简单的医疗纠纷。

第二，关于尿毒症，医患双方在你采访时都没告诉你，你就不能详细调查？你没提及是尿毒症是事实吧，这就是失实，你关于尿毒症的辩护简直是风马牛不相及！你是狡辩不了的。

第三，患者的身体状况，你只听了患方一词，"他们说，人好好的"，你也表示理解。而对医方没有调查后的报道，你却是自己在臆造："我想，第一医院的专家也没有意识到杨俊斌会突然死亡吧，否则肯定事前一定会充分告诉家属的。"如果你知道手术要签手术知情同意书的话，第一医院的专家对术中术后的并发症及意外肯定会写的，而且肯定会告诉家属，这是医疗常规，董记者！所以在这一点上你又犯了倾向性的错误！在报道中没有达到公平，现在还在辩解！

关于张旭医生，在你答网友的信中有道歉之意，张旭医生是医闹的受害者，而你的报道"失实"是事实，就凭这些，你有必要为你的失实报道向全国读者道歉！

第四，关于政府和警察的作为。你也说道："对此，我个人也觉得很说不过去。"但你写的"关键时刻"，让人怀疑你的立场，难道医闹事件中，医闹对医生施暴不是关键时刻！施暴之后就很关键了？

第五，关于立场，你敢肯定你是公平的吗，前面四点中已经说得很明确了！

第六，关于金钱这一点，或许你真的是清白的。

第七，你也知道，许多年来，医生们压抑了太多的误解和屈辱，看到失实的报道能不生气吗？虽然医生们有怨气是可以理解的，当然不可否认用脏话骂人肯定不对。毕竟脏话骂人的也是少数，大多数网友都是讲道理的。

综上，你的"就南平医闹报道答网友的信"是在狡辩，你要为你的失实报道负责，向全国读者道歉！

发布者　旧地板（http://jiudiban.blog.sohu.com/）2009年7月5日20:26 回复

小结

在这一个案中,跟帖发言的网友绝大部分是医务工作者,对于记者的报道,他们普遍表达出强烈不满。虽有个别网友能保持理性的态度,从事实出发提出质疑,但多数网友的帖子却只是非理性的谩骂和情感宣泄,甚至确如记者所言,到了不问事实、只问立场的地步。即便记者耐心地给出了详尽的回应,依然难以改变绝大多数网友的态度。

无论是从报道文本,还是从笔者对记者的访谈来看,记者与患方并无特殊利益关系,也确实没有偏向患方的主观动机。但报道公开发表后,却在医务工作者群体中引发了普遍的负面反弹,个中缘由委实值得探讨。

首先,作为争议性事件中的利益相关方,医务工作者自然希望记者能站在己方立场来呈现事件经过并进行归因,这一点,自然是难以得到满足的。

其次,受主客观条件所限,记者对患方的采访进展较为顺利,而对医生和医院方的采访却遇到了不小的阻力,一些医方重要的当事人出于重重顾虑拒绝受访,这可能在客观上使记者的素材更多来自患方。

最后,与作为农民的患方相比,医生作为知识群体,能更为熟练地使用网络表达自己的意见,这也在某种程度上使网络意见呈现出一边倒的架势。

二、个案分析二:《天价住院费》所引发的批评与回应

央视《天价住院费》播出后,立即引发了强烈的反响,其中,既有对医院的指责,也有不少批评央视报道的声音,署名天戈的网友在天涯社区发布帖子《"天价医疗费"报道拷问记者的职业道德》,全文超过24 000字,分为十个部分。

该网友首先回顾了事件经过,接着摘录了央视报道的主要内容,在此基础上,对报道展开了全面的批评。天戈认为,央视报道给观众灌输了以下事实:

1. 医院通过造假、多写输血、输液、化验的方式多收病人的钱,医师护士偷了病人的价格昂贵的药,连氨茶碱这样便宜的药都要造假。"天价医疗费"并不是病人的医疗消耗了近 140 万,而主要是医院多收的。

2. 医院不告知患者家属病情、治疗等情况,不提供消费清单。

3. 医院不给病人复印全套病历违反了卫生部的规定。

4. 医院有很严重的问题,卫生部一定会严肃处理有关人员。

在天戈看来,央视《新闻调查》的内容存在明显的猫腻,在帖子的第四部分,作者从十个方面对央视报道进行了全面的质疑:

第一,关于外购药品。患者家属到底在院外买了多少药?哪里买的?通过什么渠道买的?央视记者对这一问题在报道中没有给予回应。

第二,关于会诊费。媒体的公开报道中出现了三种不同的说法,有互相矛盾之处。

第三,关于翁强。天戈认为,央视报道给人的印象是一个平常的百姓遭遇了"天价医疗费",但翁强绝非普通百姓,能请动超强的专家会诊队伍,让其父在医院获得许多特殊的待遇,长期住在 ICU,入院时有大量的保镖跟随,封闭道路,数辆奔驰车开路。从翁家的情况来看,其作为特殊人物享受了特殊医疗待遇必然伴随着巨大的开支,但这一点央视并未报道。

第四,谁主导了天价医疗费的消费?天戈认为,是病人家属自己要求的不惜一切代价抢救病人,也就是说,是患者家属主导了医疗高消费,而央视记者回避了这个问题。

第五,关于患者入院时的病情。天戈指出,患者的病情绝对不轻并且不可治愈,这一点央视报道也未加以说明。

第六,关于会诊。央视报道中,对自始至终的全国专家会诊的问题完全给予了回避。据翁强自己的说法,专家是从 5 月 31 日就到了医院,还是他自己带来的,而且这是一个超豪华的专家阵容,当中包括了

20位来自北京和黑龙江的顶尖专家。如果所有的医疗方案都是经过全国专家组而制定,甚至直接参与或者主导了整个的医疗护理,那么就没有任何理由指责哈二医在这个医疗过程中有什么"天价医疗"的责任。

第七,关于血滤(CRT)。血滤的用液量每小时 12 000～14 400 毫升,也即每小时 28 瓶生理盐水。这可以部分解释用液量大的问题。

第八,关于 ICU 的费用。ICU 费用昂贵,病人在里边住了 67 天,费用自然低不下来。

第九,关于专家言论。央视记者请了一个专家,是"胸外科、普外科专业",不是针对这位病人的真正的专家,其言论缺乏可信度和权威性。

第十,关于证人王雪原。天戈指出,王雪原不是一个诚实的证人。作为高级医务工作者,王雪原应该知道一个基本的行规:主任查房、提出诊治意见也就是通常所说的"医嘱",是从来不亲自书写的,都是由下级医师执行:书写、自己签字,并写好病程记录! 但他在镜头前却说自己不知道。

在帖子的第五部分和第七部分,天戈对医疗费昂贵与否进行了讨论。作者认为,病人治疗了六十余天,享受的是最好的药物、最好的器材、最好的设备、最好的消耗,其价格自然低不下来。

在帖子的第六部分,作者指出,翁家自己请来的专家都已告知家属病人的病情和治疗的后果,翁家进行了自主选择,甚至自己买来了血滤机、带来了呼吸机,自己带来了专家级的医师护士亲自进行治疗和护理,自己根据自己选择的专家所提供的治疗意见亲自从国外购买了大量的国内所没有的药品。"天价"医疗,不惜一切代价也要延长一分钟生命,是翁家自己的选择,医务人员尊重了家属的自主选择,进行了最好的治疗护理。

在帖子的第八部分,天戈对央视记者的公平性提出了质疑。他认为,作为医疗纠纷的一方,患者家属鼓动了媒体的力量,企图借此向医院施压以达到自己的目的,央视在患者与医院之间未做到公平①。

对于包括天戈在内的众多网友的指责,《天价住院费》出镜记者郭宇宽撰文进行了回应。郭文在第一段首先指出,在网上发帖攻击央视的人与院方可能有直接的利益关系。接着从四个方面进行了详尽的解释。第一部分,作者表明,在舆论监督与新闻报道中,无罪推定的原则并不适用,新闻报道的目的是引起社会的关注和警惕,而并不具备法律判决的功效。在采访过程中,记者曾给予院方充分解释的机会,但院方始终没有正视问题的态度。第二部分,就网友指责报道不客观、断章取义进行了回应。郭文指出,节目组在编辑的过程中确实是出于公心,对于许多不利于院方的镜头最终都没有采用。第三部分,就网友关于剪掉了院方合理解释的质疑进行了回应。其理由主要有两个方面,一是院方就同一问题给出了很多不同的解释,二是这些解释本身也不尽合理。第四部分,记者辩护说,敢站出来光明磊落地说话的医生王雪原要比在网上以"哈医大二院全体职工"名义匿名发帖的人更有说服力。记者还承认,因为要抢时间播出,节目确实有些粗糙。

对于记者的回应,天戈并不认同,他认为,读完郭文,可以得出这样的结论:

1. 从不怀疑"翁强"家属的发言,从一开始就是抱着挖掘医院问题的心态来报道。央视记者并非处于客观公正的心态前去进行"调查",可以说只是带着医院必然有罪的未审先判的观点去搜集证据。

2. 对证据材料进行了人工的取舍,以对医院不利的言辞为留取的唯一标准。

3. 究竟是为什么要赶快发表?是明知材料不过硬而怕被枪毙,还是为了人为地制造轰动效应②?

---

① 参见天戈:《"天价医疗费"报道拷问记者的职业道德》,http://www. tianya. cn/publicforum/content/free/1/485048. shtml。

② 同上。

而且,天戈认为记者在文中还回避了一些关键问题,包括专家会诊问题、外购药物的具体金额问题、证人的专家资格问题、王雪原医生关于医嘱签字是否可靠的问题。最后,天戈给出了如下结论:

> 总之,难以认同央视"天价医疗费"的报道是客观、公正、平衡的,刻意回避、隐藏、曲解了许多重要问题,记者关于这个报道的制作目的和采访制作手法,有许多令人质疑之处,报道有许多明显的错误也刻意不予纠正,这些均有违记者的职业道德。央视记者应该对此有明确的解释①。

小结

与上一个案相仿,在《天价住院费》这一个案中,记者与媒体同样受到了医务工作者的强烈批评,尽管出镜记者郭宇宽给出了全面的回应,依然难以获得批评者的认可。

那么,央视《新闻调查》这期引发全国轰动的节目是否确实存在瑕疵呢?回顾该节目的生产过程及节目最终文本,我们可以得出如下结论:第一,央视《新闻调查》栏目组与患方并无利益关系。一直以来,该栏目坚守公共利益至上,在转型中国的特殊社会环境下,顶着各方压力,做出艰苦努力,推出不少优秀节目,在维护正义、推动社会进步方面作出了杰出的贡献。第二,具体到本期节目,栏目组在获得新闻线索伊始,即将事件定位在看病贵、看病难的典型上,在将事件类型化和典型化的过程中,也不可避免地将事件简单化了。在呈现医院管理混乱、部分收费不合理、天价医疗费的同时,没有同时呈现患方利用自身的特殊社会资源,越过医院常规,动用宝贵的医疗资源,不惜代价抢救一位病入膏肓的危重病人的情形。于是,节目在某种程度上出现了偏向。

---

① 参见天戈:《"天价医疗费"报道拷问记者的职业道德》,http://www.tianya.cn/publicforum/content/free/1/485048.shtml。

第 ⑤ 章

医疗卫生报道的偏向及改进

第一节　公共卫生信息的传递：公众为何恐慌?

欲考察中国媒体对公共卫生事件的报道状况,非典报道是近年来最为典型的案例之一。那么,非典事件的主要过程是怎样的? 媒体又是如何跟进报道的? 其中出现了何种偏差? 并带来了哪些影响? 偏差背后的原因是什么? 类似报道应如何改进? 这就是我们在本节所要探讨的问题。

一、非典报道中的偏向及其社会效应

在本书第二章,对于国内媒体的非典报道状况我们已经作了较为全面的探讨,此处所要分析的主要是非典报道中出现的一些突出的偏向。在非典期间及非典结束后,业界与学界对媒体表现展开了热烈的讨论和分析,其中有两篇文献的概括最为精辟。一篇是黄旦、严风华、倪娜三人所写的《全世界在观看——从传播学角度看"非典"报道》,另一篇是夏倩芳、叶晓华所撰写的《从失语到喧哗:2003 年 2 月—5 月国内媒体"SARS 危机"报道跟踪》。

黄旦教授等所著的文章认为,国内媒体的非典报道存在三个突出的问题:

第一,在 2003 年 2、3 月间,突出的问题是"失语"。"非典"病例2002 年底就先后出现,2003 年 1 月下旬,广东省卫生厅为此做出了疫

情通报,可广东和全国媒介基本是沉默无语。

第二,2003年4月20日之前的报道中,另一个突出的问题是"失真",即没有客观地反映非典疫情在中国的蔓延情况及其所带来的危害,报道一味强调疫情并不可怕,已受到控制。于是,"中国是安全的"、"欢迎世界各地人士来华旅游"、"各地迎来旅游旺季"等等报道、图片在媒介中纷纷出现,一派风平浪静、莺歌燕舞的景象。

第三,2003年4月20日之后,突出的问题是"失度"。在此阶段,国内媒体的非典报道出现了过分渲染和煽情的不良倾向。如在对医务工作者进行正面宣传的过程中,毫无理由地把救治"非典"诠释成一场"生死离别",使用"舍生忘死"、"筑起铜墙铁壁"、"勇闯非典病区"、"围追堵截"、"火线入党"等词,将抗击非典渲染成一场"战争"等[1]。

夏倩芳与叶晓华所撰文章认为:2003年2月至5月间,国内媒体"SARS危机"报道经历了从失语到喧哗的过程。2、3月份国内媒体集体失语,4月20日后媒体集体喧哗。在信息公开化之前,基本上失语,在4月20日信息公开化之后,又出现了众多非理性的偏向。

首先,表现在数量上,连篇累牍,声势浩大,甚至"失控",结果造成公众恐慌。

其次,新闻的科学精神、客观性准则、真实性原则没有被严格谨守。主要表现在措施报道、医疗救治报道上政治话语主宰,事实性报道有削弱的迹象。尤其是关于医护人员的报道,随着主题词的不断升级,医护人员被神化。一方面是概念化、单一化、模式化;另一方面是庸俗化、煽情、耸动。

再次,操作过程中媒体介入过多,存在着明显的采访报道手段的失真,造成一些"伪事件"[2]。

对于国内媒体在非典疫情初始阶段的"失语"要作更为具体的分析。

---

① 黄旦、严风华、倪娜:《全世界在观看——从传播学角度看"非典"报道》,《新闻记者》2003年第6期。

② 夏倩芳、叶晓华:《从失语到喧哗:2003年2月—5月国内媒体"SARS危机"报道跟踪》,《新闻与传播研究》2003年第2期。

如夏倩芳等人的文章指"2、3 月份国内媒体集体失语"是欠准确的,因为广东媒体早在 1 月初即开始了零星的报道,在 2 月 10 日至 20 日间更是掀起了第一轮报道高潮。就广东媒体而言,2 月 20 日至 4 月 20 日间,非典报道又逐渐沉寂下去,而广东以外的媒体则基本处于失语状态。因而,更为准确地说,非典报道中,国内媒体出现了阶段性失语和局部性失语。

至于"失真",则确实是广东媒体与国内其他地区的媒体在 4 月 20 日前的报道中所出现的一个突出问题。非典期间的报道失真,首先表现在淡化疫情的严重性,其典型报道有:2003 年 1 月 5 日,《新快报》刊出有关非典的第二条公开报道,报道题为《河源人赴广州抢购抗生素?》。在该报道的导语中,即出现了这样的话:"有关专家肯定地表示,如果患者患上的是非典型性肺炎,那根本不是大病,这种病也没有传染性,市民完全无须恐慌。"在报道的第 5 段,记者给出了进一步的信息:"针对这一情况,记者昨天专门采访了中山大学附属第三医院院长吴一龙教授。吴一龙教授表示,非典型性肺炎根本不是什么大病,只要对症治疗,患者连住院都不用就可以痊愈。"

在疫情爆发初期,即早早通过专家之口,说出"根本不是大病"的结论,无疑过于草率。

2 月 11 日起,广东媒体掀起了非典报道的第一轮高潮,其间也出现了类似的偏差。以 2 月 13 日的《广州日报》为例,该报当天在 A2 版刊发的头条稿件主标题为"上街不需戴口罩",引题为"专家认为市民完全可以正常出外旅游吃饭"。A3 版刊发的头条主标题为"300 多外国团队造访花城",副标题为"广州入境游市场未受非典型肺炎影响 专家提醒市民用醋杀菌应采用科学方法"。2 月 12 日晚,中国男子足球队与巴西男子足球队在广州奥林匹克体育中心举行了一场友谊赛,巴西队中的众多国际级球星引发了球迷的高度热情。对于此事,当天报纸也在上述两个版面给予了重点报道:A3 版刊发了中巴球赛现场球迷狂欢的大幅彩图,图片所配发的文字说明是"球照踢",A2 版则配发了一条评论,题为《足球战胜了恐惧》。该评论内容如下:

足球战胜了恐惧

谢　奕

5万多名广州球迷创造了一个世界足球神话：对足球的喜爱，使他们战胜了对"非典型性肺炎"的恐惧，走到了"人很多的地方"奥林匹克中心。在满城风雨中如期进行的中巴之战，必定成为世界历史一个新的纪录：足球曾经战胜了战争，足球曾经战胜了种族歧视，昨天，在中国的广州，足球战胜了疾病和恐惧！

在"非典型性肺炎"传闻席卷广州的紧张氛围中，一个15岁的广州少年找我要票时说："我不怕肺炎，非典型肺炎也没有传闻那么可怕"——战胜"非典型"吧，让病毒随风逝去！让我们一起虔诚地为罗纳尔多、为中巴两队、为组委会所有人员、为所有辛勤工作的记者和万千观众的平安祝福！所有到达奥林匹克体育场的球迷都是勇敢的人，所有勇敢的球迷和广州一起创造了历史！

比赛有点沉闷，中国队还没有足够的本事让对手兴奋起来，所以只能是0比0。但是，这场比赛为广州带来了欢乐的一天，这其实已经足够。走出奥林匹克体育场时，我看见很多球迷摘下了口罩，回味着，争论着……足球战胜了恐惧！

无独有偶，新华社也在2月14日刊发了一条题为《广东非典型肺炎已得到控制　大部分病人痊愈出院》的报道。

广东非典型肺炎已得到控制　大部分病人痊愈出院

新华网北京2月14日电　记者采访有关部门和专家了解到，目前广东部分地区非典型肺炎的发病情况已基本得到控制。河源和中山市的病人已基本痊愈，省中医院、广州军区医院等收治的病人有80％已出院。

在广东现场考察后刚刚返京的中国疾控中心病毒病预防控制所副所长梁国栋对记者说，他们正在对现场采集的标本进行分析研究。从与病人密切接触感染率高，病人刚住院时症状和传染性较强，以后逐渐降低等现象说明，这一病原体的毒力正在减低。卫生部派往广东的专家组取回了一些标本,将由中国疾病预防控制中心组织专业人员从电镜、病理、血清学、病原分离等方面进行进一步的检测。目前已明确排除肺鼠疫、肺炭疽、钩端螺旋体病、流行性出血热等病的可能。

中国疾病预防控制中心主任李立明对记者说,肺炎是一种冬春季多发、常见病,病原的种类较广泛。造成广东部分地区非典型肺炎传播的病原体基本可确定是病毒,是可以治愈的。冬春季是肺部感染的高发季节,加上最近南方气候变化突然,都可能导致一些肺部感染。个别地方群众曾发生一些恐慌情绪,是没有必要的。

当天的《广州日报》报道,其用心可谓良苦,球照踢、饭照吃、国外游客照来、热闹依旧,大家尽可放心,媒体所呈现的和美景象大大偏离了疫情在此阶段的真实发展状况。而国家官方通讯社的报道又进一步为广东地方媒体的乐观报道背书,加入了这一淡化疫情的大合唱。

不仅是广州的疫情未得到准确的报道,北京的疫情报道也出现了类似的偏差。据周晓虹等人的研究,尽管北京最早的 SARS 感染出现在 3 月 1 日,但在 4 月 20 日前一直没有获得正确的报道。3 月 12 日,WHO 报道了中国非典疫情的严重性,但因为"两会"期间,我们的媒体也没有报道。一直到 4 月 1 日,外交部发言人在北京举行的记者招待会上还说,发生在中国部分地区的非典型性肺炎已经得到有效控制;3 日,时任卫生部长的张文康在另一场新闻发布会上更是笑言:"在中国工作、生活、旅游都是安全的。"

如果说有关广东疫情的报道失真麻痹了大众的神经,使人们放松了警惕,时任卫生部部长张文康在 WHO 报道中国疫情严重性之后的"笑言",则直接影响到中国政府的公信力,也给世界范围内的疫情控制带来负面影响。

针对非典后期媒体报道所出现的非理性现象,两篇文章均有批评,黄文用了"失度"的概念,夏文则用了"喧哗"的概念。

综上所述,在 2002 年底至 2003 年的非典报道中,国内媒体出现了阶段性和局部性的失语、部分报道失真与后期报道失度。

在当今媒体化社会,媒体是人们认知外在世界的主要途径,媒体报道的偏向,自然引发个体决策与行为的失当,进而引发社会恐慌,造成社会危机。那么,非典报道的偏向带来了何种社会效应呢?

其一,由于媒体的阶段性与局部性失语,带来了流言的大面积传播并引发社会恐慌。

对于非典期间的流言传播及其引发的社会恐慌,学界给予了高度的关注,进行了几近同步性的研究。

徐晖明等人对于广东地区的流言传播进行了实证考察,研究发现:2002 年底,广东河源市开始出现流言,称河源受一种不明病毒袭击,并有患者死亡,有医务人员感染此病,2003 年初,河源市有关部门和领导进行"辟谣",此事引起广州市媒体关注,广州多家报纸都刊登了河源出现"谣言"的消息,但这方面报道很快归于沉寂;1 月中旬开始,邻近广州市的中山市也出现类似流言;2 月初起,传染病流言开始在广州市传播,并在 2 月 8 日、9 日、10 日三天里达到顶峰,流言同时在广东其他地区及外省市蔓延;11 日,广州市政府和广东省卫生厅先后举行新闻发布会,之后有关传染病的流言基本消失;12 日下午开始又出现了一波新的流言,称因中东形势紧张等原因,将出现米荒、盐荒,但在新闻媒介和政府的澄清和干预下,此流言第二天就平息下来;其间还出现过其他几波不同内容的流言,都在正式渠道的澄清下很快消亡①。

周晓虹教授所领导的研究团队则对非典时期全国范围内的流言传播进行了考察,研究发现:

2002 年底至 2003 年 2 月间,有关非典的第一波传言自广东省的河源、中山、东莞等地相继出现,在春节后的广州达到顶峰。其主要内容与疾病有关,导致广州等地出现大规模抢购板蓝根、食醋和医药用品。2 月 12 日后,第二波传言再度袭来,内容包括美伊即将开战,"食

①　徐晖明、严三九:《广州非典型肺炎事件中的流言传播》,《新闻大学》2003 年冬季刊。

盐、大米、油要涨价"等。受此波流言影响,广州及邻近的番禺先后掀起了抢购食盐、大米、油及桶装纯净水和矿泉水的风潮。

从4月初起,随着北京疫情的逐渐严重,与SARS有关的传言在北京开始大规模流行,其主要内容涉及某些地段和办公大厦被封闭隔离或死了多少人,对食物和医药用品的大规模抢购也随着传言及由此引发的恐慌而蔓延。21日起,有关北京市城八区自23日起要"封城"的传言不胫而走,其后更是发展到有人谣传北京"要用飞机撒农药的方式进行全城消毒"。受其影响,北京发生大规模的以学生和农民工为主体的离京溃散大潮。

从5月初起,随着疫情的发展和民工返乡的增长,一些地区的农民也开始参与到流言和谣言的制作与流传中来。5月3日,两湖地区开始盛传谣言,并且在4天内借助手机短信和电话飞传14省。此次传言的基本版是"一婴儿出生就能说话",说只要家家户户放鞭炮即可防治非典。一时间,湖北、湖南、安徽、广东、江苏、贵州、山西、陕西、福建、江西、云南、四川、广西、浙江等14个省的部分农村鞭炮齐鸣,它将自2月起的"非典"传言推向了顶峰①。

其二,由于媒体的部分报道失真,导致人们放松警戒,也使疫情变得更加难以控制,进而引发媒体与政府的信任危机。

其三,由于媒体的后期报道整体失度,使公众对疫情的发展状况、医务工作者的形象出现了认知偏差。

二、偏向的成因及其纠正

1. 偏向的成因

非典报道中出现的种种偏向,其背后有着复杂的社会成因。在一定意义上可以说,这些偏向是政府与媒体在既有的传播理念与运行体

---

① 周晓虹:《传播的畸变——对 SARS 传言的一种社会心理学分析》,《社会学研究》2003 年第 6 期。

制下惯性运作的产物。

非典疫情属于典型突发性负面事件，对于这类事件，长期以来，我们已形成一套相对固定的认识、管理方式与报道模式。

在理念上，认为突发性负面事件信息的披露有可能损害管理者的形象，不利于政府对局面的掌控。对于此种理念，有学者进行了更为深入的分析，将其称为负面信息封锁理念："凡是负面信息都是对社会有害的，而公众是缺乏理性和心理承受能力的，负面信息的传播必然会导致社会的混乱和恐慌，所以要尽一切可能地防止负面信息在社会上传播，即使不可避免地有一些传播出去，也要把负面信息的传播量控制到最小范围内。"①

在这一理念的指导下，对于突发性负面事件，往往采取两种处理方式：一是封锁消息不予报道；二是负面事件正面报道，也可称为"坏事变好事"的报道方式，即淡化负面事件造成的损失与破坏，突出政府领导和相关部门对事件的关心和处理。

这两种处理方式均可在非典报道中找到相应的注脚：一是非典前期国内媒体的阶段性与局部性失语；二是非典后期报道的整体性失度——将报道重点转向宣传医务工作者的高大形象。

当然，不能一味指责传统的突发性事件传播理念与传播模式，非典报道的偏差也有媒体的因素，较为突出的是：其一，部分新闻工作者的科学素养不足，完全依靠政府部门与专家等权威信息源，对于权威消息源给出的信息无法作出判断，在操作过程中有时又未遵守多方印证的原则，只能被动地有闻必录，以致信息失真，如对非典病原的报道就充分地体现了这一点。其二，市场化运作的媒体有着先天的谋利冲动，在报道新闻时，往往主动选择"故事模式"与趣味取向，以致出现煽情和非理性报道。

此外，疫情本身的复杂性也是一个不可忽视的因素。非典型肺炎是突发性的高传染性疾病，因为乃首次出现，医学界对该病的认识需要

① 孙旭培、王勇：《不同理念导致不同实践》，《当代传播》2004 年第 3 期。

一个过程。在真相未明之前,医疗卫生界对于疫情的性质、防治手段也无法给出一个准确的信息,甚至可能存在错误的认识,也可能在同一个问题上出现分歧,这也在客观上给非典报道增加了出现偏向的可能性。

2. 偏向的纠正

在分析了偏向的成因之后,我们即可以有针对性地探讨纠正偏向的路径。

首先,需要转变针对突发性负面事件的传播理念、管理机制与报道模式。在新媒体环境下,传统的管控理念与宣教模式已经不适用。有学者分析,传统的管控理念来源于"民可使由之、不可使知之"的思想①,实际上,是不相信公众的理性,认为公众在负面信息面前无法采取理性的行为。而在传播学的研究中,受众理性已得到科学的印证。另一方面,在新媒体环境下,一味封堵负面信息已不可能,其结果只能促使公众透过其他的管道去获取种种质量参差不齐的信息,从而使政府与主流媒体失去舆论引导的先机。

因而,传统的突发性事件传播理念、管理机制与报道模式不仅在理念上存在认识误区,在实践中也难以获得传统媒体时代的实际效果。确立及时、公开提供突发性负面事件的信息的理念并建立相应的保障机制,是新媒体时代的理性选择。

在转变理念的同时,也务必改变现有的报道模式,即由宣教模式转向信息模式,从公共利益出发,立足受众对危机信息的需求,直面突发性负面事件本身,及时、准确提供有关事件的信息。

其次,就媒体方面而言,首先是要协调好为市场服务与为公众服务之间的关系。当突发性事件来临、社会面临公共危机之际,应克制谋利冲动,以服务公共利益、满足公众知情权为宗旨,进行信息本位的严肃报道,避免煽情与娱乐化。

具体到从事医疗卫生报道的新闻工作者,则应加强科学素养,提高

① 孙旭培、王勇:《不同理念导致不同实践》,《当代传播》2004 年第 3 期。

自身的信息辨别能力，并严格遵守新闻报道的原则，多方核实消息，在难以给出定论之时，则可客观呈现相关各方的多种说法，以避免偏听偏信。

当公共卫生事件发生、社会危机来袭之际，如若我们的媒体能及时、准确、全面地提供信息，则公众的恐慌应可以避免。

第二节　医疗纠纷事件的呈现：报道离真相有多远？

探讨媒体在呈现医疗纠纷事件中存在的偏差，"八毛门"和"缝肛门"是两个很具有典型性的解剖对象。

一、"八毛门"

1. 事件的来龙去脉

2011 年 9 月 5 日，深圳龙岗一牙科诊所医生陈先生向媒体报料称：8 月 19 日刚出生的儿子因腹胀，21 日转入深圳市儿童医院，24 日，医院出具病情告知书，告知孩子有肠梗阻、小肠结肠炎，疑为先天性巨结肠。建议进行造瘘活检手术，手术费超过 10 万元。陈先生签字拒绝手术，25 日带儿子到广州市儿童医院就诊，称接诊医生开了八毛钱的药，"孩子就治好了，能吃能拉"。陈先生怀疑深圳市儿童医院过度医疗，要求医院撤销科主任，退还 3 900 元住院费，赔偿 10 万元。此事引发网上热议，基本上都是一边倒地指责医院。事件随后引发医患信任危机，深圳市儿童医院多名患儿因"八毛门"事件影响，患儿家属拒做手术，导致病情恶化。9 月 7 日，深圳市儿童医院召开新闻发布会称，所有诊断治疗符合诊疗规范。患儿在广州和深圳是处于不同疾病阶段，当时要求患儿做造瘘活检手术有指征。10 万元手术费用的说法是家长杜撰，医院从未提过，手术约需两万。

9 月 12 日，该患儿因病情反复，再次进入广州市儿童医院治疗。2011 年 10 月 20 日，患儿在武汉同济医院小儿外科被证实患先天性巨结肠，已做手术。"八毛门"舆论关注的焦点，由谴责"过度医疗"转为反思医患关系。10月28日,"八毛门"患儿在武汉康复出院,手术后宝宝体重增长一公斤,治疗费用为二万四千元。陈先生委托同济医院向社会公布了他的一封感谢及致歉信。患儿父亲陈刚写道:

> "因我对专业知识的无知及一时冲动,使深圳儿童医院受社会舆论的冲击,因而承受巨大压力,在此我真诚地向深圳儿童医院的全体医生护士道歉!你们当初对我孩子的诊断是正确的,是我错怪了你们!给你们带来了伤害我深表歉意。"①

下面是信件的原貌:

---

① 参见《"八毛门"事件始末》,《天津工人报》2011 年 11 月 8 日;八毛门_百度百科,http://baike.baidu.com/view/6485387.htm。

2. 媒体在事件中的表现

2011年9月5日,陈刚质疑和投诉深圳市儿童医院的诊断和诊治,向医院提出了10万元的赔偿和返还医疗费3 900多元及处理当事医生等要求。同日下午6时49分,深圳新闻网刊出记者傅大伟的报道《医院要动十几万元的手术　最终8毛钱治愈》,此为有关"八毛门"的首条报道。

9月6日,深圳卫视《正午30分》节目播出新闻《8毛钱的病要动10万块的刀,患者疑医院从中牟利》,对事件进行了第一条跟进报道。此后,事件被全国各大媒体广泛报道,几乎众口一词地指责医院与医生。

9月7日,人民网强国论坛刊发维扬卧龙的文章《超十万的手术8毛药痊愈,医生缺德还是水平差?》,强烈批评医院与医生:

> 超十万的手术8毛药痊愈,如此坑爹说明深圳市儿童医院的医生是既缺德又没水平! 患儿家长几次投诉,久拖不决,更是反映这家医院医风不正,医生的职业操守更是没了底线!

9月7日,深圳儿童医院召集多家媒体作出回应,表示经过医院专家组调查,小孩的病情处置完全符合规范,但媒体的声讨依然不断。9月8日,《人民日报》刊发符晓波的文章《10万元为什么败给了8毛钱》,批评医院过度医疗:

> 事情虽然没有最后定性,但治疗费用的天价差距,让人很自然地联想到了过度医疗。

> 看小病、花大钱,不少患者都有类似遭遇。一些医生违背医学规范和伦理准则,脱离病情实际需求,给病人过度检查、过度治疗、过度用药。在这些医生眼里,患者成为牟利对象,百姓健康沦为其发财的牺牲品。

> 过度医疗猛于虎。它虽然肥了医生、肥了医院,却浪费了医疗资源,加重了患者负担,也败坏了医生形象。最终,加剧了医患矛盾,使患者对医生失去了信任。

9月9日,红网刊发潘福金的文章《10万元敌不过8毛钱,道德病需要猛药治》,文章指出:

一件件血淋淋的事实告诉我们,医院缺的不是医术,而是医德。医德缺失反映了社会"病变",社会急需"道德"医生。

"10万元敌不过8毛钱",小事件映射大问题。医德让位于"行规",问题虽出在医院,但根子却在社会道德缺失,急需"道德"医生介入救治。

9月11日,红网刊发的古洪庆的文章《10万PK8毛,医改路上的一张"试纸"》指出:

谁杀人可以不用刀? 谁杀人可以不偿命? 网友的答案是:医生——一张处方让你全"报销"!

不可否认,该事件能引起全社会的关注,其背景仍是"以药养医"和由此带来的看病贵。在10万与8毛的对比下,公众才会高度怀疑深圳儿童医院医生收入与科室收入挂钩,对患者过度治疗,在此主观愿望支配下,对患者做出了轻率而错误的判断,造成了误诊。当然,也就是在这样的前提下,这样的事才屡见不鲜,也才有合肥一退休教师一天吊了31瓶水,才有"中国人每年人均输液8瓶",才有使用抗生素远远超过全球平均值的一倍多的怪事。

9月16日,《广州日报》刊发报道《"8毛治好10万元病"乏人质疑负面效应凸显》,建议家长们听从医生的意见,以免延误小孩的诊治。

2011年10月20日,患儿在武汉同济医院小儿外科被证实患先天性巨结肠,已做手术。"八毛门"舆论关注的焦点,由谴责"过度医疗"转为反思医患关系。10月28日,陈刚委托同济医院向社会公布一封感谢及致歉信,信中感谢同济医院治好了孩子的病,同时也向深圳儿童医院道歉。

各大媒体纷纷就此发表报道,并就事件展开反思。10月31日,深圳新闻网以《八毛门,我们的错与爱》为题公开致歉①。

---

① 有关媒体在"八毛门"事件中的表现,参见瘦翁鹤立的新浪博客,http://blog.sina. com. cn/fanggaoquan。

3. 反思：是谁制造了"八毛门"？

自 2011 年 9 月 5 日起，至 10 月 28 日止，"八毛门"事件一波三折，媒体以维护市民利益的面目出现，到因刊登假报道而不得不道歉结束，留下了耐人寻味的一段故事。在此，值得反思的是，是谁制造了"八毛门"，从中应得到何种教训？

我们的分析要从首篇报道开始，以下是深圳新闻网刊发的首条报道的全文：

医院要动十几万元的手术　最终 8 毛钱治愈

深圳新闻网讯（记者　傅大伟）在龙岗开牙医诊所的陈先生最近喜得贵子，可是儿子降生以后，发现肚子有点鼓，深圳市儿童医院给孩子拍了十几张 X 光片后，要求给降生仅 6 天的新生儿做一场大手术，手术费用可能超过 10 万。然而学医的陈先生隐约觉得有蹊跷，他拒绝了手术，并带孩子到广州治疗，结果仅用 8 毛钱的药治好了孩子的病。9 月 5 日，陈先生一家来到深圳市儿童医院讨说法。

医生建议手术治疗，价格不菲

据陈先生介绍，8 月 19 日，儿子在深圳市人民医院降生，当时医生发现，孩子的肚子有点鼓，建议家长把孩子转到深圳市儿童医院做进一步检查。8 月 21 日，孩子转入深圳市儿童医院，仅仅降生 2 天的婴儿，就开始接受 X 光检查。接下来四天时间，院方对孩子进行了十几次 X 光拍摄，不许孩子进食，并且在没有炎症症状的情况下，每天还给孩子注射抗生素头孢他啶。同时还给孩子做了心脏彩超等各类超声波诊断。

儿童医院最终做出了先天性巨结肠的诊断结果，指出是婴儿排便不通，建议对降生仅 6 天的婴儿动造瘘手术。所谓造瘘手术，就是在婴儿肚子上开个洞，做一个临时的人造肛门，方便婴儿排便。6 个月后再做关瘘术，把临时肛门封闭了，可能还要做对肠道修复的手术。3 次手术和后续治疗费用预计将超过 10 万元。

有医学知识的陈先生对这一诊断结果有所怀疑,特别是对动手术的治疗手段产生了质疑。他拒绝了手术。8月24日,院方下了"病情告知书",内容为告知家属孩子的病情,并建议手术治疗,但遭到患者家属的拒绝,只能先采取洗肠等保守治疗。陈先生在"病情告知书"上签了字。

广州医生仅开了8毛钱的药就治好了病

无奈之下,8月25日,陈先生带着孩子来到广州市儿童医院求医,广州的医生看了陈先生带去的深圳方面的检查和诊断,摸了摸孩子的肚子,听了听孩子的呼吸,认为症状不重,不必急于治疗,可以多观察。虽然不能排除是先天性巨结肠的可能,但现在下结论还太早。孩子还太小,拍大量X光片也意义不大,因为孩子太小,拍了也看不清楚,说明不了情况,注射抗生素也没有必要。广州的医生主张正常喂养,仔细观察。广州医生开了价值仅8毛钱的石蜡油,用来给孩子通便,建议病情有变化再复诊。

孩子回家后,进行正常喂养,没有用任何药物,仅仅用了一次石蜡油,孩子就可以排便。之后孩子能吃能拉,身体一天天成长。陈先生一家对深圳市儿童医院的误诊提出了质疑和投诉。陈先生告诉记者,他当时对先天性巨结肠的诊断结果产生怀疑,是因为这个病多为遗传病,但夫妻双方的家族中都没有人得过这个病,因此得这个病的几率是较小的。医疗知识,让陈先生一家躲过一劫。

深圳儿童医院医生收入与科室收入挂钩?

陈先生质疑:按照广州医生的说法,孩子太小,症状不重,可以多观察,不急于下结论。但深圳市儿童医院却拍摄大量对孩子有害而且无必要的X光片,进行各类不相关的超声波检查,不让孩子进食,完全靠打点滴维持生存,并注射毫无必要的抗生素,最终急于给刚降生6天的婴儿动手术,甚至提都没有提保守治疗的方案。这是为什么?

据本身就是医生的陈先生介绍,有的医院,医生个人收入其实跟科室收入相关。医院普遍都有科室奖金,总的来说,科室的收入高,这个奖金也就高,医生收入就高。有的医院,医生甚至可以从手术中提成获益。所以医生会给病人安排毫无必要的检查,甚至动价格昂贵的手术。在他这个例子中,深圳市儿童医院的医生不愿意为病人多思考,更愿意让病人多花钱。在这种主观愿望支配下,做出了轻率而错误的判断,造成了误诊,险些造成医疗事故。其根本原因就是医生个人收入与科室甚至医院收入挂钩。

陈先生表示,一般人生病,都是完全听从医生的,因此很容易被误导。他学医,因此比普通人多一点医疗知识,了解多一点医院的情况,所以这次儿子在深圳市儿童医院住院 4 天花了 4 000 多元,但躲过了十几万的手术,躲过了手术带来的痛苦和伤害,但大量的 X 光照射和抗生素注射不知道是否会对出生几天的婴儿产生什么不良影响。

医院回应:医生不会从手术里拿提成

9 月 5 日,陈先生一家来到深圳市儿童医院讨说法。深圳市儿童医院医务科接待了陈先生。据医务科科长刘医生介绍,目前刚刚接到患者投诉,院方需要时间对这个事件展开调查,还要请专家小组进行研究,院方承诺在 5 个工作日之内给出调查结果,给患者家属一个说法。因此是不是误诊,医院有无过错,或者别的什么结论,目前都无法做出。

但刘医生明确表示,医院没有医生从手术拿提成的制度。因此,医生不会从手术中获益。他表示,目前医院的手术非常多,都排得很满,医生的劳动强度很大,医生都希望减小劳动强度,不会去“没事找事”。因此,没有手术必要还要安排手术的做法是不可能的。

对于医院的回应,陈先生表示,他们已经不是第一次来医院投诉了。他们曾经找过医院的书记,对方承诺 7 天后给出说法,现在 7 天过去了,又要再拖 5 天,怀疑医院有意拖延。在陈先生一家的强烈催促下,院方表示将在 9 月 8 日星期四下午给患者一个调查结果。届时本网会继续报道。

细读以上报道正文,会发现报道出现了重大偏差。

其一,报道标题与正文内容不尽一致,客观上夸大了事实。报道的标题说"医院要动十几万元的手术　最终 8 毛钱治愈",正文中与其相对应的是什么呢?在消息的第三段,有这样一句话:"3 次手术和后续治疗费用预计将超过 10 万元。"文中的说法是预计将超过 10 万元,而标题却成了确定性的判断。此外,从正文的内容中,我们看不出孩子的病已经治愈,报道第五段中说道:"虽然不能排除是先天性巨结肠的可能,但现在下结论还太早。"医生只是采取了先通便的处理方式,但建议病情有变化再复诊。换句话说,正文的内容既不能说明孩子的治疗确实需要十几万元,也不能说明广州医生已经将孩子治愈。

其二,除了消息主标题,在导语中也出现了这样的表述:"结果仅用 8 毛钱的药治好了孩子的病。"消息的第二个小标题则表述为:"广州医生仅开了 8 毛钱的药就治好了病。"可见,在消息主标题、导语、第二个小标题的写作上均出现了夸大事实的错误。

其三,在报道平衡上出现了问题。乍一看上去,记者也采访了医院人士,似乎注意到了呈现争议双方的说法。但作为采访对象的医务科科长刘医生,只对患儿家属陈刚有关"该院医生收入与科室收入挂钩"的说法进行了回应,对于新闻中的核心事实,即"8 毛钱就能治愈的病,医院要动十几万元的手术"却并无回应。也就是说,记者的主要消息来源是作为投诉方的患儿家属陈刚,次要消息来源是医院医务科科长刘医生,对于患儿在深圳和广州两地的主治医生,记者却没有提及。从报道的正文中,也看不出记者有过采访两位主治医生的努力。

在深圳新闻网的首条报道出来后,深圳卫视在《正午 30 分》播出后续报道——《8 毛钱的病要动 10 万块的刀,患者疑医院从中牟利》,报道中,主持人的解说词如下:

深圳有个刚刚出生两天的婴儿,因为便秘,被深圳儿童医院照十几次 X 光、做 100 多项检查,甚至要花 10 多万块钱动手术。不得已婴儿的家人抱着孩子到广州看病,结果只花了 8 毛钱就好了。昨天上午,深圳市民陈先生一家人对深圳市儿童医院的做法表示质疑,想讨个说法。

陈先生说,他的小孩刚出生两天有点便秘,于是到儿童医院进行治疗,住了 6 天院,照过 10 多次 X 光、进行 100 多项检查后,不但出不了院,还接到院方通知,要做三次"大手术"才行。新生儿便秘要动那么大的手术? 陈先生说,自己虽然不是儿科医生,但也学过医,对此产生了强烈质疑,于是拒绝签字,同时连夜带孩子到广州市儿童医院进行检查,专家表示,小孩根本无须动手术,开了价值 8 毛钱的药,也就是用开塞露就能解决问题。

陈先生说,当时与他们一个病房的其他家长,也都遇到过这种情况,不过因为已经花钱动了手术,还在治疗,所以有苦难言,但表示出院后会讨说法。陈先生的父亲说,在此期间他听到一些"说法",虽然无法确认,但是联想到几毛钱的病却要花 10 多万动手术的事,他认为这决不仅仅是医疗水平的问题。记者随后找到院方,儿童医院医务科刘科长表示,对于家长质疑的新生儿是否需要手术治疗的问题,需要等专家小组进行讨论后才能答复,关于手术"提成"的事,则予以否认。院方表示,将在 5 个工作日内对此事作出答复。

深圳卫视的报道似乎是在为深圳新闻网背书,在主持人的导言中,即言之凿凿:"甚至要花 10 多万块钱动手术……结果只花了 8 毛钱就好了。"该条新闻约 2 分半钟,有 1 分 55 秒的时间是患者的父亲及爷爷在受访,只将最后不到 30 秒的时间留给了院方医务科刘科长。与深圳新闻网的首条报道相类似,电视台的记者也没有采访到主治医生,刘科长也未对"8 毛钱治好病、医院要患者花 10 几万元动手术"进行回应。

　　就这样,"原来只要8毛钱就能治好的病,医院却要患者动10几万元的手术"成为新闻报道的核心事实出炉了,并被媒体和社会公众不假思索地接受,随之而来的是媒体与公众对医院和医生的无情指责。

　　很显然,"8毛钱的病要动10万块的刀"这样的新闻有足够的轰动效应,8毛钱与10万元的悬殊具有强大的震撼力,为时刻等待"好新闻"的媒体提供了猛料,并再次唤起了普通民众对看病难、看病贵问题的惨痛记忆,也为医患关系紧张背景下人们有关"无良医院、黑心医生"的印象增加了新的明证。于是,媒体与公众就立刻站在道德的制高点,对院方发起了一轮一边倒的舆论攻击。

　　让媒体与公众始料未及的是,患儿的病情并未如原来所说的已治愈,而是出现了恶化,最后也只有遵循科学的规律,通过手术来解决问题。事情的发展无异于在媒体的脸上打了一记响亮的耳光,在此情势下,道歉与反思已是唯一的选择。

2011年10月31日,深圳新闻网终于作出正式道歉:

八毛门,我们的错和爱

　　"我们错了!"我们深圳新闻网作为最早报道"八毛门"事件的媒体之一,向此次事件中受到伤害的主治医生李苏伊及他的团队,向深圳市儿童医院,向我们的受众表示歉意。

　　从9月5日我们记者的报道《医院要动十几万元的手术　最终8毛钱治愈》发表至今,近两个月里,随着事件的进展变化,我们听到了各种各样的声音,内心也有如过山车般跌宕。10月28日,患儿父亲陈先生公布的致歉信中说:"因我对专业知识的无知及一时冲动,使深圳儿童医院受社会舆论的冲击,因而承受巨大压力,在此我真诚地向深圳儿童医院的全体医生护士道歉!你们当初对我孩子的诊断是正确的,是我错怪了你们!"

　　当得知这一消息的一刻,我们意识到,该道歉的还有我们这家媒体。我们应该承担自己在传播这一事件中的责任,表达我们对被伤害者的歉意,反思我们自身问题,尽我们的所能维护媒体在公众中的形象,同力弥合包括医患矛盾在内的社会问题。

我们认为,医生和记者两种职业的共性之一,都是在治病。医生的职责是治病人生理和心理的疾病;记者的职责是治社会的病。我们承认,在今天的中国,医生和记者两个本应更崇高的职业都遭遇到公众的信任质疑。无需讳言,医患关系的不正常是当今社会的疾病之一。

同样不该回避的是,我们在此稿件的处理中,有新闻专业方面的失误,客观中立平衡的新闻专业精神没有得到好的体现。在接到患儿父亲一方的信息后,我们的稿件对院方的采访应该更深入,双方信息应该做到更好的平衡;对患儿病情的判断,我们缺乏健康传播领域的专业知识背景,没有中立专家和证据的充分支撑。于是,我们犯了错误。

我们知道,一篇有问题稿件的发出,记者只是其中一个环节,编辑、管理层都有责任。做舆论监督的记者不易,但更需新闻专业精神。致歉以外,从事件中汲取教训,反思我们在报道流程、记者知识储备、新闻专业等方面存在的问题,是更重要的方向。要沉淀下来的,不只是记者个人,更有我们整个团队。

致歉不是退缩,正视自己的错误,是有理想的媒体应有的担当。我们致歉,也为了提醒我们自己,在喧哗与躁动的时代,作为"船头上的瞭望者"的新闻人,要让自己的内心沉淀下来。

然而,我们致歉、反思,却不应该因噎废食。如果因为此事,导致我们在关注社会、追索真相、报道事实、舆论监督的工作中不作为少作为,那将是更大的错误。作为媒体,作为媒体人,我们有责任,有义务,将现实社会的方方面面如实呈现。这,也是我们的理想。我们意识到,理想的接近,需要我们从业者新闻职业能力的不断提高。

欣慰的是,当事孩子已得到妥善治疗,小宝宝的病情并未在大人的犹疑中被耽搁太久。惭愧的是,李苏伊医生和深圳市儿童医院因我们的报道曾受到的压力和指责,我们无法分担和弥补。值得学习的是,深圳市儿童医院在接到患儿父亲道歉后的声明和胸怀:一是理解家长当时的爱子心切;二是希望各界宽容家长;三是患儿如有需求会一如既往地治疗;四是各界继续关注,化解医患矛盾。

我们也向往,经历此事后,长期处于相互猜忌与质疑的医患关系能有所缓和。一波三折的"八毛门",能成为医患相互信任的一个小桥梁。但路漫漫其修远,从现实到理想,总有些距离。而我们对医疗卫生事业的关注和监督,也将一如既往。毕竟,它与我们每个人,休戚相关!

我们理解,医患矛盾有体制之痛,非一日之寒。但是每个医护人员都能通过日常的工作溶解一点冰,增一份信任。

我们希望得到理解,有一种媒体监督是因为爱。我们爱孩子,爱好医生,爱深圳这个城市,爱中国这个国家。我们相信,"好的舆论监督是对大局真正的负责。一流媒体要有全球视野家国情怀"。致歉稿全文超过1 400字,但真正说到要害的只有第五段的几句话。诚如文中所言,从专业操作的角度来看,一是没有很好地把握中立平衡,二是缺乏专业知识背景的记者未采访相关专家。不过,该文先是强调了一通医患关系的紧张,有暗中把主要责任归在社会问题之上的企图,显得道歉诚意不够。

二、"缝肛门"

1. 事件经过

2010年7月26日,事主陈先生向深圳电视台反映,7月23日上午,妻子林某萍进入深圳凤凰医院待产,顺利产下男婴后,陈先生发现妻子的肛门肿成了鸡蛋大小,发现周边都是线,怀疑肛门被助产士缝闭。

2010年7月28日,南都及众多媒体介入报道。

2010年7月28日,深圳市卫人委表示,助产士无权做外科手术,如果发现助产士在行医过程中有问题,将依法依规严肃处理。

2010年7月29日,深圳市卫人委召开新闻通气会,通报无证据证明助产士将肛门缝闭,是否缝针专家说法不一。助产士本人以人格担保未动针。

2010年7月31日,陈先生就"肛门事件"向罗湖公安分局黄贝派出所以助产士涉嫌故意伤害为由报警。

2010年8月2日,深圳市卫人委宣布此前调查结果系行政调查,非医疗鉴定结果。助产士离岗检查。

2010年8月5日,产妇被组织前往罗湖中医院进行法医鉴定。

2010年8月12日,罗湖公安分局公示法医鉴定结果——产妇林某萍的肛门处可见"黑色丝线缝扎"①。

2010年8月18日,罗湖警方通报,产妇林某萍的肛门位置没有被缝合,缝扎的只是肛门内脱出的痔疮,肛门没有被缝闭。

2010年8月22日,助产士张吉荣以名誉侵权为由,状告产妇丈夫陈默以及报道"缝肛门"事件的深圳电视台和《深圳特区报》。

2011年1月21日,罗湖法院一审判决,名誉侵权案助产士胜诉。陈默被判赔3万元。

2011年5月12日,深圳中院裁定名誉侵权案中止审理,罗湖法院在此之前已受理医疗损害赔偿案,原告为产妇。

2011年10月18日,产妇状告凤凰医院和助产士张吉荣案开庭②。

2012年2月,央视《新闻调查》栏目播出《难以缝合的伤口》,记者对"缝肛门"事件当事人进行回访,试图还原事件真相,调查记者王志安认为"缝肛门"是假新闻,引发广泛的争论与反思。

2.有代表性的媒体报道

在针对"缝肛门"事件的报道中,《晶报》与《南方都市报》是最早介

---

① 参见"产妇肛门被缝事件",百度百科。

② 参见柴会群:《"缝肛门"是如何"被假新闻"的》,http://blog.sina.com.cn/hzwy1975。

入报道此事的平面媒体，《南方周末》虽介入较晚，但旗帜鲜明，由于该报拥有的强大影响力，其报道基调也产生了强大的影响力。接下来，我们来仔细分析这三份报纸的相关报道。

● 《晶报》的报道

自 2010 年 7 月 28 日至 30 日，《晶报》连续三天推出针对此事的报道，具体版面及报道内容如下：

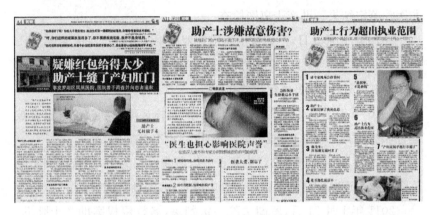

2010 年 7 月 28 日，《晶报》在 A4 版刊发了有关此事的首条报道，主标题为"疑嫌红包给得太少　助产士缝了产妇肛门"，副标题为"事发罗湖区凤凰医院，医院着手调查并向患者道歉"。该报道用了三个小标题将长文分为三个部分：助产士曾四次暗示要"表示"；半夜发现妻子肛门被缝；院长拒绝接受采访。其中，前两个部分为报道的主体，消息源为产妇的丈夫陈先生，其核心信息为陈先生怀疑助产士讨要红包未果，将妻子的肛门缝了。整篇报道长达 1 632 字，第三部分有关医院的采访只有 175 字，且只强调了院长拒绝受访。

在该篇报道的右方，配发了一条专访，标题为"助产士无权做手术"，记者就此事访问了深圳市的医务人员与一名律师。医务人员的答案是助产士无权做手术，律师的答案是助产士的行为可能涉及直接故意伤害。

2010 年 7 月 29 日，《晶报》刊发了有关此事的第二条报道，题为

"助产士涉嫌故意伤害?"报道一方面呈现了前一天报道所引发的社会反响——读者严厉谴责助产士的行为以及众多媒体介入报道,另一方面则反映了事件的新动态——产妇还不能下床,医院仍拒绝受访。报道还配发了两条"网友说法",内容均为谴责助产士。

2010年7月30日,《晶报》刊发了有关此事的第三条报道,主标题为"助产士行为超出执业范围",报道了深圳市卫生和人口计划生育委员会针对此事所专门召开的紧急新闻通气会。报道刊发了卫人委的两个调查结果:一是目前无证据证明助产士缝合了产妇的肛门,二是助产士为产妇结扎痔疮止血,其行为超出执业范围。该报道将后一个调查结果做成了主标题,前一个调查结果则做成副标题,进行了淡化处理。

综观《晶报》的三条报道,前两天的报道主要提供的信息是助产士缝了产妇肛门,公众对此表示谴责,第三天的报道虽如实呈现了深圳市卫人委的调查结论,但依然强调助产士的行为超出执业范围。通观三天的新闻主标题,出现了一个共同的行为主体,即"助产士",若将其联系起来,即是助产士缝了产妇肛门——涉嫌故意伤害——行为超出执业范围。报道均指向助产士,所有的信息都是负面信息。尤其需要指出的是,首条报道的标题完全给出了一个肯定性陈述。

●《南方都市报》的报道

自2010年7月28日至31日,《南方都市报》连续四天推出针对此事的报道,具体版面及报道内容如下:

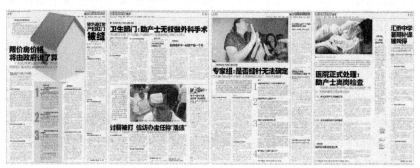

2010 年 7 月 28 日,《南方都市报》在 A10 版刊发了有关此事的首条报道,主标题为"疑少送红包 产妇肛门被缝",副标题为:"医院称助产士好心做了痔疮手术"。报道有三个小标题——"产妇:分娩后发现肛门竟被缝针";"产妇家属:助产士术前频发送礼暗示";"医院回应:是好心免费做了痔疮手术"。前两部分所传递的信息与《晶报》一致,即产妇被助产士缝了肛门,患者家属怀疑是因红包送得太少,消息源为产妇丈夫陈先生。第三部分是院方的回应。与《晶报》相比,《南方都市报》并未对此事进行突出处理,没将消息安排在重要版位,所占版面空间也不大,且未配发图片。

2010 年 7 月 29 日,《南方都市报》在 A9 版刊发了有关此事的第二条报道,主标题为"卫生部门:助产士无权做外科手术",副标题为:"深圳市卫生部门介入调查,产妇称助产士偷偷来拆线,医院予以否认。"报道分四个部分,分别呈现了患者、医院、行政管理部门及专家四个方面就此事的说法。其核心是围绕"肛门有没有被缝死"这一问题,医患双方各执一词,行政管理部门表示已展开调查,专家说法则强调"产后马上进行痔疮手术更'不可能','没有医院敢这么做'",实质上暗示助产士是有意打击报复。从技术上来看,报道注意了平衡,进一步考察却会发现其倾向性隐藏在"专家说法"部分。

2010 年 7 月 30 日,《南方都市报》在 A20 版刊发了有关此事的第三条报道,主标题为"专家组:是否缝针无法确定",副标题为:"卫生部门确认助产士违规,专家调查结论称肛门目前没被缝闭。"该条新闻报道了卫生部门的暂时调查结论:"产妇确实有痔疮,肛门没有被缝闭,但用没用针难以确定。"具体呈现了助产士、专家组、产妇丈夫三方的不同说法。同时,刊发了记者的质疑。在报道部分,也注意了平衡,但在质疑部分,接连发出四个追问:其一,调查未看产妇肛门,就开新闻通气会?其二,院长和助产士说法不一?其三,缝肛门还是做痔疮手术?其四,是缝肛门还是扎肛门?在质疑部分,主要采用了产妇丈夫陈先生的说法,报道显然有着自己的倾向性。

2010年7月31日，《南方都市报》在A13版刊发了有关此事的第四条报道，主标题为"医院正式处理：助产士离岗检查"，副标题为："院方称其他处罚将等待上级卫生行政部门作出，家属称握有证据会择机公开。"报道主要的动态消息为医院对助产士作出的处理，随后呈现了医院、患者家属、专家、公众有关此事的说法。其中，医患双方继续各执一词，而专家的说法与针对公众的调查则支持了患者一方。

同一天，《南方都市报》还在时评版刊发了一篇题为《"缝肛门"又成"罗生门"？》的评论文章，对医院说法及卫生部门的调查结论给予了强烈质疑，全文如下：

"缝肛门"又成"罗生门"？

深圳一名孕妇到医院生孩子，下半身经历了两种天壤之别的疼痛。她是顺产，生孩子总是要疼的，但由此晋升为母亲的疼痛是喜悦的痛。不料随后她横遭另一种痛苦，生完孩子后她的肛门被助产士"缝"上了，而起因疑是红包给得太小。这件事沸沸扬扬了好几天，真相究竟如何？直至前天，深圳市卫生部门进行了"调查通报"，认为涉事的助产士张某并未缝产妇肛门，而是进行了肛门痔疮止血"结扎"（前日、昨日《南方都市报》）。但"权威部门"的说法不但未得到产妇一方的认可，连我等旁观者也依然疑窦难消。

在此，我姑且把院方以及后来露面的助产士一把鼻涕一把泪的说法当真——她当时真的是助人为乐，主动为产妇做了一个痔疮止血的小手术。这家民营医院一定可以领导中国医院发展的潮流之先。普通市民除了知道妇产科不接受男病人，也一定知道妇产科跟肛肠科完全是两码事。而在这里，妇产科不跟病人打招呼就顺便做肛肠手术，难道这家医院没有肛肠外科吗？再者，助产士顾名思义是助产接生的，在这却可以顶替外科医生。院方后来还解释说：她是一名"经验丰富"的助产士云云。这家医院也太强了吧。

产妇的肛门到底被缝了没有？是缝了几针还是缝死了？所谓

缝和结扎是不是一回事？几天来时过境迁，这些问题，其实我看已不是最重要的。作为产妇一方，本是来妇产科生孩子的，却不承想"谁动了我的肛门"。无论是缝还是结扎，事先都没有尊重产妇的知情权，事后的解释苍白无力，就难免让人跟暧昧的红包以及恶意的报复发生联想。有网友就认为，这种最原始的处理痔疮方法，会让患者非常痛苦——待麻药一过，产妇就会异常疼痛，排便也困难，客观上造成了肛门被封一样的效果，这就是用高超的方法想整整人而已。

如今，患者和医院方面各执一词，真相在各自的叙述中闪烁不定，"缝肛门"就成了"罗生门"。我等本想从深圳卫生部门的调查通报中将真相还原，不料大失所望。调查组给出的结论几乎是医院说法的翻版——问题是，最开始的调查结论，仅仅是靠"查阅病例"得出的（昨日《广州日报》）。而后调查组成员也并没有去现场鉴定患者肛门究竟是否被缝，"连被子都没有掀过"。以至于在记者的追问下，连专家也变得支支吾吾起来。专家组中，有的认为肛门处缝了针，有的认为没有，缝没缝针无法确定（今日《南方都市报》）。

长期以来，公众一直诟病医疗系统的事故鉴定躲在内部小圈子里进行，瓜田李下，难以取得公众信任。"缝肛门"事件现在看来还算不上是医疗事故，虽然卫生部门介入了，但其真相仍难以大白于天下。果真如此，我等失落也就罢了，只是这名产妇遭受的难言之痛太不值了。□魏晋

与《晶报》相比，《南方都市报》的报道更显理性一些，其首篇报道并未进行版面强势处理，在各篇报道中也注意到了同时呈现事件相关各方的多元说法。但也有相同的地方，考察四天的新闻主标题，有三天的行为主体为助产士，尽管第一天的主标题中未直接出现"助产士"，使用了被动语态，但实施缝肛门行为的人当然是助产士。将其联系起来，则可发现这样一个报道链条：助产士缝了产妇肛门——无权做外科手

术——离岗检查。且其首篇报道的标题也同样使用了肯定性陈述——
产妇肛门被缝。

● 《南方周末》的报道

2010年8月19日，《南方周末》
刊发了记者柴会群所采写的长篇报道
《"缝肛"门：鉴定说"缝了"，医方露馅
了》，报道的引题是："深圳产妇'缝肛
门'事件的法医鉴定书表明，产妇肛门
痔疮确被'缝扎'，助产士张吉荣'以人
格担保没动针'的说法被证明是谎言。
协助张吉荣说谎或为张辩护的医生与
专家，也因此更加令人关注。"报道分
四个部分："助产士谎言破了"；"专家
观点'摆乌龙'"；"为助产士辩护的专
家们"；"病历真实性存疑"。

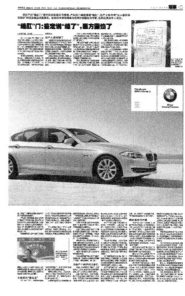

整篇报道旗帜鲜明，直指产妇肛门确被缝扎，医院可能伪造病历，
参与调查的医生与专家协助助产士说谎，为其辩护。

● 总结

综观上述有关"缝肛门"事件的报道，在对"是否缝肛门"这一核
心信息的认定上，三份报纸给出了一致的肯定答复。在消息源的引
述方面，均以患者丈夫陈先生为主，其报道基调均为批评和责难助
产士。

3. 争论：业内自我批评

事件过去一年多之后，中央电视台《新闻调查》就"缝肛门"事件的
相关当事人进行了回访，在2012年2月播出节目《难以缝合的伤口》，
报道针对此事给出的基本结论是：产妇肛门并未被缝，此前诸多媒体
报道的所谓"缝肛门"是假新闻。

节目一经播出，即引发强烈反响，首先是助产士本人和医疗卫生界

高度认同,在客观上起到了为医院和医务人员平反昭雪的作用。此外,传媒业界与学界对此结论持肯定态度的也占了多数。

在传媒界有着广泛影响力的《新闻记者》刊发了对《难以缝合的伤口》出镜调查记者王志安的专访,王明确地表达了对事件的基本看法:"这是条假新闻。是媒体的选择性报道,当事人的误解制造了这一轰动性新闻。"

● 多数媒体的认可

《新闻调查》对于此事的调查结论,获得了众多媒体的认可:

2012 年 2 月 13 日,《羊城晚报》刊发报道,题为《恶炒缝肛门事件最终受伤的是谁》,以文字稿的形式转载了《新闻调查》的报道。

2 月 14 日,《新民晚报》刊发怡然所写的评论,题为《莫须有的"缝肛门"亦应追责》。作者认为,对"缝肛门"的来龙去脉、前因后果也须开展一个全面调查,寻找根源,分清责任,引出教训,否则真对不起虚假新闻的受害者,也对不起公众和舆论。

2 月 13 日,《京华时报》刊发王石川所写的评论,题为《尊重事实才能减少缝肛门疑案》。作者认为,缝肛门,是一道难以愈合的社会伤口。修复破损的医患关系,须建立尊重事实的共识。只有尊重事实,才能减少现实中的缝肛门疑案。

2 月 13 日,湖南红网刊发朱永杰所写的评论,题为《愿"缝肛门"事件为医改再加一把柴》。文章指出,医改这个民生事业肩负的使命无比光荣,责任无比重大,如果不痛下决心和狠心,那么就在医疗常识的大门前,不光医患双方没有赢家,连同我们孜孜以求的和谐社会也会在各种努力之中大打折扣。

2 月 14 日,东方网刊发周稀银所写的评论,题为《"缝肛门"事件为何没有赢家?》。评论认为,沉寂多日的"缝肛门"事件再掀波澜,可谓印证了那句"冤冤相报何时了"。而引发和助推这一事件的绝不是医患双方的各说一词,也非媒体先入为主式的倾向性报道,而是医患矛盾死结催生普案之下的个案。

● 患者丈夫陈默的反驳

报道播出后,患者丈夫陈默在个人博客上发表博文,题为《如果说"缝肛门"是假新闻,王志安就是黑记者》。陈默的主要观点如下:

第一,媒体报道说助产士"缝肛门"没有错,有足够的事实证据。央视报道中,关于助产士还红包的说法不准确。

第二,调查人员不询问产妇,不查原始病史,不勘查伤处,就草率得出结论。

第三,否认王志安所说的该节目采访了这一事件当中几乎所有当事人的说法,认为央视记者未采访到以下重要当事人:凤凰医院的院长、事件发生时现场的妇产医生薛某、到凤凰医院试图要为产妇切除病灶的医生、除张吉荣之外的其他见过伤处的医生及护士、凤凰医院资方福建莆田管理老板之一鄢某、为产妇看门诊的人民医院戴主任、为产妇拆线的罗湖中医院医生、为产妇做法医鉴定的法医、罗湖法院的主审法官、首位进行报道的深圳电视台的记者、深圳卫人委的相关官员。

第四,认为王志安采访的主要人物就是助产士,他的目的也是替助产士开脱罪责。

第五,王志安采访媒体记者也是在设圈套。

因此,陈默认为,央视报道是真正的选择性报道,是假新闻。

●《南方周末》记者柴会群的反驳

2012 年 4 月 19 日至 20 日,《南方周末》记者柴会群发表系列博文,题为《"缝肛门"是如何"被假新闻"的》。

在第一篇博文中,柴会群主要探讨了三个问题:第一,缝没缝;第二,缝的什么地方;第三,为什么缝。他给出的答案是:第一,缝了;第二,缝的是肛门还是痔疮却并不明确;第三,是出于故意的恶意而缝。不仅如此,柴还认为,助产士伪造了产妇的病历。而正是依据这份伪造的病历,深圳市卫人委认定助产士对产妇痔疮实施了"结扎止血"。而央视《新闻调查》记者王志安基于深圳市卫人委的调查结论,认定"缝肛门"是假新闻。

接下来发表的第二篇博文,柴结合自己当初对此事的采写经历认为:"缝肛门"事件在媒体报道之后,一个依靠谎言试图遮盖真相的逻辑链就开始编织。但就在此逻辑链快要完成的时候,最薄弱的一环被媒体记者扯断了。柴认为,一个上下高度关注的医疗事件,核心当事人助产士在公然撒谎,而负责调查的卫生主管部门以及他们请的专家,均站在了撒谎者一边。而在事件发生一年半多之后,站在撒谎者一边的又多了央视《新闻调查》的王志安。

第三篇博文,柴会群通过王志安新浪微博上的信息,分析央视报道的生产过程,尖锐地批评王志安是主题先行,还没有动身调查,就已认定"缝肛门"是假新闻。距"缝肛门"事件发生一年三个月,距产妇状告助产士和医院案也已开庭一个多月,此时"缝肛门"事件已没任何新闻点。王志安重新选择这一事件的目的只能有一个:替助产士"翻案"。为此,在采访过程中,王志安对各个采访对象采取了不诚实的诱导甚至欺骗。

第四篇博文主要分析了"缝肛门"事件的社会动因:首先是大部分医务人员不相信缝肛门属实;二是媒体确实有过新闻报道失实的先例,比如"八毛门";三是医疗界部分既得利益者出于自身需要,力挺假新闻说,也在多个场合声称"缝肛门"为"歪曲报道"[①]。

● 总结

综上,央视《新闻调查》的报道结论获得了大多数主流媒体的认可,但患者丈夫陈默与《南方周末》记者柴会群对央视报道提出了批评和质疑,由于两人的身份特殊,前者是事件主要当事人之一,患者利益的主要代表,后者则是直接从事"缝肛门"事件报道的新闻人,均为利益相关者,且其利益与声誉因央视报道受到了不同程度的影响,因而,对于他们的申辩,也必须保持质疑。

---

① 参见柴会群:《"缝肛门"是如何"被假新闻"的》,http://blog.sina.com.cn/hzwy1975。

三、反思

综观"八毛门"与"缝肛门"的前前后后，要避免类似现象再度出现，要记取的教训有以下几点：

第一，记者应尽量避免先入为主，并避免民粹主义的道德优越感，坚守专业理念与准则，对消息来源提供的信息尽最大可能加以核实，以确保基本事实的准确性。

第二，对于作为争议性事件的医疗纠纷，应尽可能呈现当事双方的说法，从多个角度还原事实的真相。

第三，加强记者的专业素养，以增强判断力。对于争端中涉及的专业问题，应求教于专家和权威人士。

第四，记者与媒体要克服通过轰动性新闻以谋取名利的冲动，真心诚意承担起负责任的公共传播者这一社会角色。无论是在深圳新闻网还是在其他传统媒体的诸多反思中，对于市场化运作的媒体与新闻工作者的逐利冲动都少有涉及，实际上，这却是"八毛门"与"缝肛门"背后的一个重要因素，为市场服务与为公众服务之间的冲突也是长期以来困扰中外新闻界的一个老问题。动机不纯则可能既贻害社会，也给媒体的公信力带来负面影响。

第三节　医生形象的描绘：天使还是魔鬼？

一、偏差的表现：从"白衣天使"到"白眼狼"

一位网名为 zym640630 的医生在博客上撰文抱怨：

> 适逢又是医改时，改来改去天使成了恶魔。在国外最受尊敬的职业，在中国怎么就成了过街老鼠？非典时全国人民尊为白衣天使，灾难后百姓们痛恨如白眼狼；记得在坊间流行的一段话非常生动地描绘了当代医生的形象：
>
> 责任比主席还大，挣得比民工还少；

态度比孙子还好,名声比汉奸还差;

催账比黄世仁还狠,吃得比猪狗还差;

睡得比小姐还晚,起得比鸡还早……①

另一位网名为 honghong1 的医生则如是说:

在中国当医生和护士是最没有尊严的医务工作人员,医疗政策的失误导致医疗上的"看病难,看病贵",被认为是医务人员的错,因此媒体轮番轰炸,把所有的医务人员当成腐败分子,拿红包,拿回扣,似乎所有的医护工作人员是吃人的狼,是"白眼狼"。拿个别医药代表的话语来证实医生拿回扣拿得手软,医生都富得流油②。

社会上广泛流传着一些描绘医生的手机短信:"医生分两类,一类是图财,一类是害命";"强盗只能抢光你身上的财富,医生却能抢光你一生的积蓄";"医生越来越像杀手,见死不救,草菅人命;杀手越来越像医生,出手麻利,不留后患"……这样的语言,字字如刀,尖刻之极。人们不禁要问:那些在非典时期舍身救人的白衣战士,真的沦为"杀手"、"强盗"了吗③?

2007 年的广州市政协会议上,一批医务界委员诉苦不迭,几乎不约而同地将分组讨论开成了"诉苦大会"!不少医卫界的委员用"弱势"来形容自己,而且指出医务人员被称为"白眼狼"是被媒体妖魔化了④。

社会上对医生群体的百般指责,甚至引发了卫生部的重视,有报道称:

对于现在社会上质疑和指责医生道德的问题,在卫生部召开的例行新闻发布会上,卫生部发言人毛群安做出了回应。毛群安

---

① http://blog. tianya. cn/blogger/post _ show. asp? BlogID = 1954103&PostID = 16536412。

② http://club. china. com/data/thread/1011/2712/98/23/7_1. html。

③ 参见白剑峰:《不要丑化医生形象》,《河北日报》2006 年 4 月 20 日。

④ 参见《医生:白眼狼还是白衣天使?》,《青年时报》2007 年 1 月 23 日。

希望公众能够更多地理解医护人员所从事的特殊工作，对医务工作者给予公正、公平的评价。他说，"因为医务人员每天的活动和患者治疗有着非常密切的关系，所以，这种丑化医务人员的舆论，直接影响到医疗服务的质量、安全，也影响到医务人员在医疗活动中的行为"[①]。

显然，媒体有关医疗卫生事件的报道引发了医务界的普遍不满，许多医务界人士认为，医生被媒体妖魔化了。从个别医生的网上吐槽到政协委员的会上诉苦，直至卫生部官员的表态，医疗卫生界针对媒体的批评已由个体化情绪性表达升级为官方的正式表态。如果说医生网友对医生形象的描述还可视为群体内部的自我解嘲的话，那么，广泛流传的手机短信所刻画的医生形象则已在一定程度上反映了普通人对医生形象的认知。那么，有关医生形象的报道到底存在哪些偏差？其背后的原因是什么？又该如何改进呢？

从媒体在非典前后的医疗卫生报道来看，有关非典时医生是"白衣天使"，非典后医生是"白眼狼"的说法，还真的不是空穴来风。

1. 非典期间的医生：救死扶伤、舍生忘死的"白衣天使"

综观非典期间涉及医生的报道，其报道基调是积极的，是赞扬和歌颂式的，报道所塑造的医生形象是积极的、正面的，一言以蔽之，医生是救死扶伤、舍生忘死的"白衣天使"。

我们不妨来看看非典期间一些影响深远的报道个案。

2003 年，央视《面对面》栏目迅速蹿红，为该栏目建立最初声誉的便是一批有关非典英雄人物的报道。正是非典时期对钟南山、吕厚

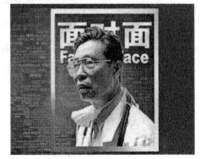

---

① 余翔：《谁抹黑了医生形象》，《中国消费者报》2006 年 5 月 12 日。

山、张积慧等一系列焦点人物的采访,才将该栏目推上了前台,得到大众的认可。

2003 年 4 月 25 日,《面对面》栏目推出对中国工程院院士、时任广东省防治非典型肺炎医疗救护专家指导小组组长钟南山的专访。

透过该期节目,我们看到了一个什么样的医生形象呢? 节目开头语对钟南山作了这样的介绍:"他是一名院士,但现在他更像是一名战士;这是一场没有硝烟的战争;在抗击非典的最前沿,他殚精竭虑,勇于直言。"

就在非典疫情愈演愈烈的时候,身为广州市呼吸疾病研究所所长的钟南山主动请缨,提出了一个让人吃惊的大胆要求——要求省卫生厅将最重的病人送到自己所服务的医疗机构。危难之际,钟南山考虑得更多的不是自己的安危,而是搞清楚病源。

2003 年 2 月 18 日,连续 38 个小时没有合眼之后,由于过度劳累,钟南山病倒了,但是,作为广东省与非典战斗的关键人物,钟南山为了不影响大家的情绪,隐瞒了自己的病情。在钟南山的带动下,广州市呼吸疾病研究所空前团结,为了探寻非典型肺炎这个未知数,一共有 14 名医务人员受到感染。在面临生死考验之际,没有一个医生当逃兵。

对于民众谈之色变的非典型肺炎,钟南山一直呼吁大家用正确的态度来对待。从 2002 年底开始,钟南山这个名字就与非典型肺炎联系在一起,作为广东省非典型肺炎医疗专家组组长,他参与会诊了第一批非典型肺炎病人,并将这种不明原因的肺炎命名为非典型肺炎;他主持起草了《广东省非典型肺炎病例临床诊断标准》,并提倡国内国际协作,共同攻克 SARS 难关。作为一名中国工程院的院士,从接触第一例非典病例开始,67 岁的钟南山就以一个战士的形象出现在民众和媒体面前。

除了组织广东省的优势力量对抗非典疫情之外,钟南山一直都没有停止对非典病源的寻找,在他的倡议下,广州市呼吸疾病研究所等八家单位与香港大学医学院组成联合攻关组。另外,钟南山还大胆提出,攻克 SARS 难关需要国际援助、国际协作,为此,钟南山及其团队承受了巨大的压力。到底是什么在支撑着他们呢? 钟南山给出了这样的答案:

> 我想是不是就想追求一个未知数,就是这个目的。这个并不知道是什么原因,是什么病源,是什么源头怎么治,那么这就是我这个领域的,所以我希望搞清楚,这就是我的最大的动力。

走笔至此,我们已经可以勾勒出钟南山的基本形象:不求名,不图利,只求真理与真相;为了搞清楚病源,甘愿冒着生命危险;不畏惧权威,勇于探索,顶着压力提出独立见解;直面事实,理性、勇敢,这就是钟南山和他带领的团队,在他们的身上,观众看到了医务工作者一切为了病人的责任感。

2003 年 5 月 9 日,《面对面》推出对广州市第一人民医院护士长、时任"非典型肺炎"病区护士长张积慧的专访,题为《张积慧·"前线"日记》。在这期节目中,我们看到了一群这样的医护人员:

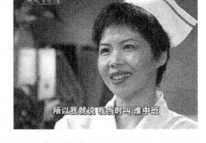

> 在被组织上抽调前往参与非典防治工作时,他们没有胆怯,面对生死考验,面对家人的担心,他们没有犹豫,立即加入团队。

> 在救治病人的过程中,他们克服了个人的困难,顶住了超负荷的工作压力,为了不耽误工作,甚至必须忍着不喝水不上厕所。

> 当后来,住院病人逐渐减少时,医院决定调整部分医生护士到二线休息,但让谁留下谁撤下,却成了个难题。没有人愿意换下去,大家都不愿当逃兵,大家都抢着要留下来。

那么到底是什么在激励着这一群医务工作者呢? 张积慧给出了这样的回答:

> 也不是为了荣誉。为了啥荣誉。我们说得不好听,一个小护士为了一个啥,什么荣誉了,用她们最朴实的话说,就是想把这份

工作做好。让病人满意，她们说。

看完这期节目，观众一定会被这群医务工作者的精神与行为所感动——不为钱，不为利，一心想把本职工作做好，最终以让病人满意为目的。

再来看一篇具代表性的文字报道，报道来自新华社：

抗非典一线的"白衣天使"：我用生命守护你

李焱　张洪河

新华网石家庄 5 月 11 日电　在这场人类与 SARS 病魔的殊死搏斗中，无数被誉为"白衣天使"的护士们，在抗击"非典"第一线实现着自己的人生价值……

"我们就该像儿女似的伺候他"

像往常一样，河北省唐山市传染病院四病区护士史瑞玲一上班就忙碌在隔离区。

防护服，眼罩，长筒胶靴，橡胶手套。小史穿得像个太空人，但却没有失重太空人的轻盈。她穿着 5 公斤重的"行头"，测体温、抽血、打针、输液……在充满刺鼻的过氧乙酸味道的病房里不停地工作着。

作为定点医院，唐山市传染病院负责收治"非典"患者和疑似病人。不设陪护，没有卫生员，患者的治疗、生活、清洁乃至病房空气消毒就全落在护士身上。"我们不分一线二线、分内分外，有情况大伙儿一块上。"32 岁的四病区护士长张淑华说。

这家医院收治的第一批"非典"病人，就是张淑华和手下 12 名护士护理的。"非典"患者一人一屋，有专用厕所、痰盂。护士们每天要用消毒液将病人大小便、痰液等充分搅拌半小时，做消毒处理。护士吴风静说："刚开始时，呛人的气味让人作呕，尽管戴着 16 层口罩仍能闻得到，可慢慢地大家都适应了。为了别人不被传染，这项工作必须做。"

一位身体虚弱的老年患者要解手，50 岁的张莲华和另一名年轻护士冒着被传染的危险,挽着他上厕所。"我这样想,他们身边没有亲人,我们就该像儿女似的伺候他。"张莲华,这位快要退休的护士这样说。

刚开始接治"非典"病人时,护理人手比较紧,护士们每天常常要超负荷工作。张淑华护士长说:"看着姐妹们眼罩下汗湿的双眼,看着有的人累倒在地,我的心在颤抖——是什么在支撑着她们娇弱的身躯?是职业精神,是爱心和责任心。"

"这种时候我没有理由不冲上去!"

唐山市传染病院第一批接触"非典"患者的护士撤下来隔离休整后,开滦医院14名护士、人民医院13名护士和商业医院2名护士马上接了上去。唐山市防治"非典"领导小组的同志说,全市8 000多名护士已经准备好了,只要一声召唤,就会奔赴前线。

开滦林西医院医疗小分队护士张雅丽说:"救死扶伤是医务工作者的天职。作为医院的护理尖子,这种时候我没有理由不冲上去!"

金石之音,掷地有声。"用心去呵护生的希望,用情去拓展爱的空间","用自己的健康换回更多人的健康"已成为护士们的共同心声。

唐山市工人医院42名护士都是主动请缨上抗"非典"一线的,其中党员和业务尖子占大多数。奔赴这样一个并不太熟悉的战场,刚开始真有些不适应。护理部主任张继红说:"就拿穿戴这身行头来说吧,6层隔离衣,2个护目镜,16层口罩,4个帽子,3副手套,2个鞋套,外加1个大靴子。刚培训时,有的护士在病房呆40分钟就虚脱了。"

但她们克服了重重困难,仅用3天就进入角色。护士长杨红英高兴地说,自己原以为这些护士都是由各科室抽调的,彼此不熟悉,不大好管理,没想到大伙素质这样高,干起工作来配合默契,有条不紊。

这里的护士年龄最大的 42 岁，最小的刚刚 20 岁出头。护理部副主任王淑英提到自己的属下时充满自豪："她们是世界上最可爱的人。给病人做口腔护理，处理痰液和大小便，稍不慎就有可能传上'非典'。如花似玉的年龄，干这个工作真是难为她们了，但她们经受住了考验！"

"让她为有这样一个妈妈而自豪！"

为抗击"非典"，不少护士牺牲了天伦之乐，放弃了与家人的团聚。传染病院护士史瑞玲 4 岁的孩子患腿先天性髋关节脱臼，可孩子刚做完手术，她就上了一线；工人医院护士辛桂荣无法照料自己的儿子，却把爱心献给了病房的一个小女孩，给她又拿吃的又送玩具，像妈妈一样；工人医院护士安小红推迟了"五一"的婚礼……这样的故事不胜枚举。

在特殊的时期，人的感情也变得细腻而丰富。护士长张淑华说，她爱人是个工人，平素柴米油盐的，没觉出生活的浪漫，可 5 月 6 日她隔离休整的第一天，爱人却送来一枝玫瑰，并附了一首苦思冥想写成的小诗：小河潺潺向东流，流到尽头不回头。"非典"来时相分手，何时牵手上心头。张淑华说："我一宿没有睡着觉。早上 5 点，抱着这枝玫瑰我哭了——半个月没见到爱人和孩子了，我特别想他们！"

采访中记者了解到，不少一线护士记起了日记。由于涉及个人隐私，加上她们尚在隔离，无法知晓日记内容，但有一点却很明确：她们要记录下这段难忘的日子，不给自己的人生留下空白。一位中年护士甚至说："如果我真的感染上'非典'没了，我要让自己的孩子记住，她的妈妈是怎样的一个人，让她为有这样一个妈妈而自豪！"

工人医院护理部副主任王淑英说："陶行知说过，人为一件大事而来，做一件大事而去。我们的护士们平时干的都不是什么惊天动地的大事，但像这样在抗击'非典'中，为了挽留他人的生命自己甘愿作出牺牲,冒死相救,不是大事又是什么呢?"

且看报道的三个小标题:"我们就该像儿女似的伺候他";"这种时候我没有理由不冲上去!";"让她为有这样一个妈妈而自豪!"上述标题作为整篇报道的框架,已构建起这样的医生形象:像对待父母一样对待病人;危难之际挺身而出、不计个人得失;放弃天伦之乐,为了挽救他人的生命甘愿作出自我牺牲、冒死相救。

整篇新闻以鲜活的细节描写,通过对医务人员的言行刻画,成功地塑造了一群可歌可泣的"白衣天使"形象。

2. 非典后的医生:唯利是图的"白眼狼"

非典过后,社会回归日常状态,医疗卫生报道也出现明显的转向。媒体转向关注医患纠纷,以"天价住院费"、"八毛门"、"缝肛门"、"活婴当死婴事件"为代表的众多报道在全社会产生了广泛的影响,刚刚在非典期间树立起来的白衣天使的神圣形象也被无情解构,医生也由救死扶伤的白衣天使变成了谋财害命、无恶不作的"白眼狼"。

例如,在央视《新闻调查》的报道《天价住院费》中,我们听到了这样一些关键性的解说词:

演播室:去医院看病对很多家庭来说都很让人发愁,因为现在昂贵的医药费已经成为了沉重的负担。前不久,黑龙江省哈尔滨市的一位观众向我们反映,他的家人在医院住了67天,光住院费就花去了将近140万,平均每天花去2万多。

解说:翁文辉生前是哈尔滨市一所中学的离休教师。一年前74岁的翁文辉被诊断患上了恶性淋巴瘤。因为化疗引起多脏器功能衰竭,今年6月1号,他被送进了哈尔滨医科大学第二附属医院的心外科重症监护室。之后的两个多月时间,他的家人在这里先后花去139万多元的医药费。高昂的医药费并未能挽回病人的生命。

解说:在老伴住进医院重症监护室的两个月时间里,医院给富秀梅留下深刻印象的是两件事:买药和交钱。

解说：长期以来，由于国家财力的不足，我国确立了以药养医的政策，对医院只给政策不给钱，允许医院从药品和诊疗中获得适当利润以维持正常运营。在这种情况下，一些医院片面追求经济利益，渐渐背离政府办医院的初衷，把患者看作利润的来源，看病越来越贵，医患关系日趋紧张。

解说词在片中起到搭建结构的作用，也反映了传播主体对这一事件的基本看法，即医院片面追求经济利益，医生无视患者的痛苦，一味赚钱，面对患者的投诉和记者的采访，医生不思悔过，一味推诿。

除了《天价住院费》，上一节分析过的"八毛门"及"缝肛门"事件也先后产生全国性影响，引发国人对医生的恶评。尽管两条报道后来均在不同程度上被证伪，但无良医院、黑心医生的形象却早已深入人心。

当然，还有后来的"活婴当死婴事件"。该事件的核心信息是：2011年10月26日清晨，孕妇刘冬梅在广东省佛山市南海区红十字会医院诞下一婴儿。护士告知是女婴，已死亡，随即将婴儿装进塑料袋，扔进厕所。约20分钟后，亲属赶到查看发现，"死婴"未死，仍在蠕动，且是一名男婴①。这一极端个案，进一步激发了患者心中的不满，事件中的医生也成为草菅人命的代表。

"天价住院费"、"八毛门"、"缝肛门"、"活婴当死婴"，极端事件接踵而来，唯利是图、草菅人命的"白眼狼"逐渐成为非典后医生的公众形象。

二、分析：客观刻画医生形象如何可能？

众所周知，针对美国媒体日益遭受市场逻辑的侵蚀以致无法承担起维护公共利益责任的状况，美国新闻自由委员会对媒体新闻报道提出了五个要求，其中第三条要求媒体成为一种供社会各群体互相传递意见与态度的工具，为此，必须呈现社会组成群体的典型画面。

---

① 张学斌等：《活婴当死婴丢弃事件最新进展》，《广州日报》2011年11月4日。

　　对此,新闻自由委员会解释说:"负责任的表现就意味着,被重复和强调的形象应该是这些社会群体真实而典型的形象。关于任何社会群体的真相,虽然其缺点与恶习不应被排除,但是还应包括对其价值观、抱负和普遍人性的认可。本委员会坚持这一信念:如果人们能接触到某个特定群体生活的核心真相,他们将逐渐建立起对它的尊敬和理解。"①

　　在我们讨论如何正确建构医生形象的时候,重温这一段话无疑十分必要,其所提出的理念也实应成为媒体报道医生的指导。然而,要真正实现这一目标,却远非易事。

　　在操作上首先会遇到的问题就是:谁来界定一个社会群体真实而典型的形象? 如何界定一个社会群体真实而典型的形象? 是由媒体自身来界定还是由独立的社会机构来界定? 界定的标准又是什么? 简单地说,我们很难确立界定的主体与依据,也就是说,媒体呈现社会群体的典型形象缺乏必要的前提。

　　此外,即便我们假定能确立一个大家认可的标准形象,媒体是否就会按图索骥,从而大功告成呢? 显然,这一点也是难以指望的。

　　任何一个社会群体固然先于媒体的报道而客观存在,他们的行为也并非由媒体所预先设定。任何一个社会群体都有可能鱼龙混杂,既有兢兢业业、无私奉献的先进分子,也有唯利是图、心术不正的无耻小人,更多的则可能是介乎上述两者之间的普通人。

　　媒体新闻报道有着自身的选题原则,即反常性与冲突性,在新闻价值原则指导下,媒体往往只能关注冰山之一角,将目光投向浮于表层的事件和人物,这也在很大程度上使一个社会群体中的大多数人难入媒体之法眼。若从这个角度来看,媒体在针对医生的报道中,关注那些卓越的英雄人物与唯利是图的无耻小人几乎可以说是一种必然,因为只

---

　　①　参见〔美〕新闻自由委员会:《一个自由而负责的新闻界》,展江、王征、王涛译,中国人民大学出版社 2004 年版,第 11—15 页。

有他们身上发生的故事才具备成为新闻的条件(当然,英雄人物的先进事迹更多地具有宣传价值,符合主流舆论引导的需要)。换句话说,刻板印象仿佛是媒体报道的一种宿命,难以克服。

自李普曼起,中外新闻界对于媒体建构刻板印象的讨论和研究已难以尽数,解决之道却迟迟难以找到,失望之余,李普曼将希望寄托在精英身上,求解于新闻职业的专业化,但在这一问题上,中外媒体的实践却远未给出令人满意的答案。

在笔者看来,倒是新闻自由委员会提出的前两条要求显得合情合理,且具有现实的可操作性:

> 第一,一种就当日事件在赋予其意义的情境中的真实、全面和智慧的报道;第二,一个交流和批评的论坛①。

在具体的操作中,当我们对医生展开报道的时候,不仅要准确传递独立的事件信息,还应提供充分的背景,帮助受众将一个孤立的新闻事件放在相应的背景中加以观照和理解,以避免一叶障目。此外,还应给新闻事件的当事人、社会公众以回应和批评的机会,并将有价值的意见刊发出来,如此,方能在一定程度上避免刻板印象。

---

① 参见[美]新闻自由委员会:《一个自由而负责的新闻界》,展江、王征、王涛译,中国人民大学出版社 2004 年版,第 11—15 页。

后　记

没想到本书的成稿竟然历经了如此漫长的时光。接到研究任务是在2009年的4月,迄今已过去整整6年。其间一次又一次被催稿,一次又一次无奈拖延,终于到了可以写后记的时候,尽管有一丝轻松,依然难以摆脱心中的歉疚。

书稿的写作起于复旦大学新闻学院的"211"工程三期项目"民生新闻热点报道研究",项目由李良荣老师负责,本人有幸承担医疗卫生报道研究部分。2009年初起步,历经文献收集——研究方案设计——拟就大纲——访谈与文本研究——写作,终成此稿。

2009年8月间,带着疑问和期待,本人前往北京,对《中国青年报》经济部主任董时女士、《中国青年报》医疗条线记者董伟先生、中央电视台《新闻调查》栏目制片人张洁先生进行了专访,就医疗卫生报道展开深入交流。三位媒体人敞开心扉,毫无保留地提供了各自的理念、报道方式、经验体会,不仅为我的研究提供了宝贵的一手资料,更让我感受到他们身上所具有的信念与责任感,受益之处,远超课题所涉及的范围,让我真切体会到"与君一席谈,胜读十年书"的含义。

联系访谈期间,文化部陈新华先生、《中国青年报》记者谭辛鹏先生给予了热心帮助,成稿之际,对两位学弟道声感谢。

研究过程中,广州大学新闻与传播学院教师邓雨辉、我所指导的硕士研究生肖桂来、孔祥子、郑莹、王丽辉等协助进行问卷调查,硕士生吴镒帮助整理访谈录音资料,他们为本书的成稿付出了辛勤劳动,在此致以特别的感谢。

　　研究是一个没有止境的过程，一次永远无法抵达终点的旅行，或许其意义全在过程之中。我深知本研究和书稿尚存在许多的缺陷，其中，有时间和精力的因素，也有自身能力的局限。然而，只要书中所提供的诸多个案与分析，能对学界研究与业界报道实务有所启迪，也可算作是一种安慰了。

2015 年 4 月写于广州家中

图书在版编目（CIP）数据

公共议题的媒介图景——医疗卫生报道研究/田秋生著. —上海:复旦大学出版社,2015.8
（当代中国媒体观察丛书）
ISBN 978-7-309-11587-1

Ⅰ.公…　Ⅱ.田…　Ⅲ.医疗卫生服务-新闻报道-研究-中国　Ⅳ.①G219.2②R199.2

中国版本图书馆 CIP 数据核字（2015）第 152250 号

公共议题的媒介图景——医疗卫生报道研究
田秋生　著
责任编辑/李　婷

复旦大学出版社有限公司出版发行
上海市国权路 579 号　邮编:200433
网址:fupnet@ fudanpress. com　http://www. fudanpress. com
门市零售:86-21-65642857　团体订购:86-21-65118853
外埠邮购:86-21-65109143
当纳利(上海)信息技术有限公司

开本 787 ×960　1/16　印张 12.75　字数 162 千
2015 年 8 月第 1 版第 1 次印刷

ISBN 978-7-309-11587-1/G · 1489
定价: 35.00 元